Le suivi post-natal

Sophie Palvadeau

Le suivi post-natal

Regard et analyse des sages-femmes libérales en Rhône-Alpes

Presses Académiques Francophones

Impressum / Mentions légales
Bibliografische Information der Deutschen Nationalbibliothek: Die Deutsche Nationalbibliothek verzeichnet diese Publikation in der Deutschen Nationalbibliografie; detaillierte bibliografische Daten sind im Internet über http://dnb.d-nb.de abrufbar.

Information bibliographique publiée par la Deutsche Nationalbibliothek: La Deutsche Nationalbibliothek inscrit cette publication à la Deutsche Nationalbibliografie; des données bibliographiques détaillées sont disponibles sur internet à l'adresse http://dnb.d-nb.de.

Coverbild / Photo de couverture: www.ingimage.com

Verlag / Editeur:
Presses Académiques Francophones
ist ein Imprint der / est une marque déposée de
OmniScriptum GmbH & Co. KG
Heinrich-Böcking-Str. 6-8, 66121 Saarbrücken, Deutschland / Allemagne
Email: info@presses-academiques.com

Herstellung: siehe letzte Seite /
Impression: voir la dernière page
ISBN: 978-3-8416-3208-1

Le suivi post-natal

Regard et analyse des sages-femmes
libérales en Rhône-Alpes

REMERCIEMENTS

Je tiens à remercier Marie-Pierre ROYER de m'avoir fait partager ses connaissances et sa pratique de sage-femme libérale, ainsi que de m'avoir guidée tout au long de ce mémoire.

Mes remerciements vont également à Caroline GRANGIE, sage-femme enseignante, pour toute l'aide et les conseils qu'elle m'a apportés et pour le temps qu'elle m'a consacré dans la réalisation de ce mémoire.

Je remercie les sages-femmes libérales pour leur participation au travail d'étude, leur accueil favorable et le partage de leur expérience professionnelle.

Merci à ma sœur jumelle Laurence, pour sa maitrise informatique et son soutien.

GLOSSAIRE

ARS : Agence Régionale de Santé

AVS : Auxiliaire de Vie Sociale

CCAM : Classification Commune des Actes Médicaux

CHU : Centre Hospitalier Universitaire

CNAMTS : Caisse Nationale de l'Assurance Maladie des Travailleurs Salariés

CPAM : Caisse Primaire d'Assurance Maladie

DE : Diplôme d'Etat

DIU : Diplôme InterUniversitaire

DMS : Durée Moyenne de Séjour

DRESS : Direction de la recherche, des études, de l'évaluation et des statistiques

DU : Diplôme Universitaire

HAD : Hospitalisation à domicile

HAS : Haute Autorité de Santé

HFME : Hôpital Femme Mère Enfant

IK : Indemnités Kilométriques

LMD : Licence-Master-Doctorat

NGAP : Nomenclature Générale des Actes Professionnels

OCDE :Organisation de Coopération et de Développement Économiques

OMS : Organisation Mondiale de la Santé

PMA : Procréation Médicalement Assistée

PMI : Protection Maternelle et Infantile

RPAI : Réseau Périnatal Alpes Isère

SA : Semaine d'Aménorrhée

SaFIR : Sages-Femmes Isère Réseau

SDC : Suites De Couches

SF : Sage-Femme

SFL : Sage-Femme Libérale

SS : Sécurité Sociale

TISF : Technicienne d'Intervention Sociale et Familiale

T2A : Tarification A l'Activité

UFR : Unité de Formation et de Recherche

URPS : Union Régionale des Professions de Santé

SOMMAIRE

INTRODUCTION 1

1. PROBLEMATIQUE 3

    1.1. ENJEUX DE L'ACCOMPAGNEMENT DU POST-PARTUM 4

        1.1.1. Post-partum pour la mère et l'enfant 4

        1.1.2. Aspect sociétal 7

    1.2. DIFFERENTS DISPOSITIFS RELAIS EXISTANTS : alternatives possibles à l'hospitalisation et limites 10

        1.2.1. Structures publiques financées directement par l'état 10

            1.2.1.1. Protection Maternelle et Infantile 10

            1.2.1.2. Sages-femmes détachées de la maternité 11

            1.2.1.3. Service social 11

            1.2.1.4. PRADO (Projet d'aide au retour à domicile) 12

        1.2.2. Structures privées et libérales 13

            1.2.2.1. Sages-femmes libérales 13

            1.2.2.2. Praticiens de ville 14

            1.2.2.3. Famille 14

            1.2.2.4. Associations d'aide aux mères 15

2. ETUDE : ENQUETE AUPRES DES SAGES-FEMMES LIBERALES EN RHONE-ALPES 16

    2.1. Protocole d'étude 16

        2.1.1. Objectifs et hypothèses 16

        2.1.2. Population 16

        2.1.3. Outil 17

        2.1.4. Durée de l'enquête 17

    2.2. Résultats 17

        2.2.1. Profil général de la population 17

        2.2.2. Modalités d'exercice libéral 20

        2.2.3. Activité de suivi post-natal non réalisée par les SFL interrogées 22

        2.2.4. Activité de suivi post-natal réalisée par les SFL interrogées 22

        2.2.5. Avis des sages-femmes sur le suivi du post-partum 27

    2.2.5.1.   Bénéfices d'une surveillance à domicile 27

    2.2.5.2.   Inconvénients, difficultés rencontrées pour les sages-femmes 30

    2.2.5.3.   Nombre de visites prises en charge..33

    2.2.5.4.   Constat des SFL concernant les conditions actuelles de prise en charge des visites de suivi post-natal..33

    2.2.5.5.   Remarques sur ce mode prise en charge 34

3.   ANALYSE ET DISCUSSION 35

   3.1.   Analyse de l'étude 35

   3.2.   Profil 36

   3.3.   Modalité d'exercice en libéral 37

   3.4.   Suivi post-natal 38

     3.4.1.   Aspect organisationnel..38

     3.4.2.   Aspect financier..39

     3.4.3.   Liens avec les autres professionnels de santé et les structures hospitalières 42

     3.4.4.   Prado..44

     3.4.5.   Désengorger les hôpitaux 45

     3.4.6.   Formations 46

     3.4.7.   Communication 46

     3.4.8.   Avis des Sages-femmes libérales 48

     3.4.9.   Dans les autres pays...48

CONCLUSION..50

REFERENCES BIBLIOGRAPHIQUES 52

ANNEXES

RESUMÉ

INTRODUCTION

Exerçant une profession médicale, les sages-femmes sont des spécialistes de la grossesse physiologique. Elles interviennent en particulier dans le suivi de grossesse, la surveillance et la pratique de l'accouchement etles suites de couches (SDC) pour « *surveiller le rétablissement de la mère et le bon développement de l'enfant* » (1). Elles doivent être capables de dépister les pathologies ou les situations « à risques» (2).

La tendance actuelle est à la diminution de la durée moyenne du séjour (DMS) en maternité. La DMS pour un accouchement voie basse, telle qu'elle est rapportée par les indicateurs de l'Organisation de Coopération et de Développement Economiques (OCDE), s'élève à 4,4 jours en France en 2007, pour une moyenne de 3,2 jours (3). Certaines patientes quittent donc la maternité 3 ou 4 jours après l'accouchement sans aucun suivi après leur retour à domicile. Elles bénéficient uniquement d'une visite obligatoire dans les huit semaines suivant l'accouchement. Pourtant, la période post-natale est d'une grande importance pour le couple et l'enfant et mérite donc d'être entourée par des professionnels.

Les dernières enquêtes menées auprès des usagers mettent en évidence une insatisfaction des patientes au regard de la prise en charge postnatale (4), prise en charge qui peut être assurée par des sages-femmes libérales (SFL). On peut s'interroger sur la manière dont est effectué le suivi à domicile en continuité avec l'hôpital. De plus, en 2009, les SDC ne représentaient que 5% de l'activité des SFL (1).

Je souhaitais étudier au travers de ce mémoire les raisons pour lesquelles si peu de sages-femmes libérales faisaient le suivi post-natal à domicile: rencontrent-elles des freins et des difficultés qui limitent et/ou rendent peu attractive cette activité?

Je me suis intéressée dans un premier temps au contexte et aux modalités de prise en charge actuelles du suivi post-natal. Mon étude, basée sur une enquête réalisée auprès des SFL de Rhône-Alpes, et ses résultats, sont présentés en seconde partie. Enfin dans la troisième partie, les résultats ont fait l'objet d'une analyse enrichie d'une discussion, et suivie de propositions.

1. PROBLEMATIQUE

La période du post-partum, en dehors du suivi médical qu'elle nécessite, impose une grande vigilance et un accompagnement spécifique : elle est marquée pour la mère par un grand bouleversement psychique, une fragilité émotionnelle, beaucoup de remises en question et la nécessité d'un apprentissage. Il appartient au personnel médical, et plus particulièrement aux sages-femmes, d'accompagner et de guider la mère, les parents, afin qu'ils acquièrent leur autonomie, comme de répondre aux nécessités médicales.

Actuellement, par souci d'économie, la DMS à la suite d'un accouchement est deux fois moins élevée qu'au début des années 70. La mère et le bébé nécessitent, après leur sortie, d'être suivis à domicile par une SFL, hospitalière, ou qui pratique un exercice mixte « en réseau », c'est-à-dire en relation avec l'hôpital et les services sociaux (5).

Le plan de périnatalité 2005/2007 mettait en avant que l'organisation des soins devait dépasser les soins médicaux pour s'ouvrir au psychosocial avec comme axes principaux : humanité, proximité, sécurité et qualité (6).
Cependant, lors du séjour à la maternité, la sécurité technique est parfois privilégiée au détriment d'une prise en charge globale, propre à chaque accouchée, au sacrifice d'un temps de dialogue et d'écoute (1). Dans une société où priment le rendement et l'efficacité, l'hôpital privilégie l'aspect technique et médical ; l'aspect relationnel de la période du post-partum semble susciter un moindre intérêt, et parait relégué au second plan (7).

Très peu de professionnels sont attirés par ce secteur d'activité : « manque d'action », travail plus ou moins répétitif, service qui demande plus d'écoute et de conseils que de gestes techniques. Les SDC sont aussi très peu valorisées.

Mais quels sont les enjeux du retour à domicile après la naissance pour la mère, l'enfant et la famille ? Les moyens mis en œuvre sont-ils adaptés au contexte actuel (la tarification à l'activité (T2A) les séjours courts en maternités…) ? Que préconise le plan de périnatalité ou la Haute Autorité de Santé (HAS) ?

1.1. ENJEUX DE L'ACCOMPAGNEMENT DU POST-PARTUM

1.1.1. Post-partum pour la mère et l'enfant

Les SDC correspondent à la période séparant la délivrance et le rétablissement de la menstruation, appelé retour de couches. Cette période dure en moyenne 6 semaines si la femme n'allaite pas ; et sa durée est allongée en cas d'allaitement maternel. L'Organisation Mondiale de la santé (OMS) donne une définition très théorique des SDC : ce sont les 42 jours qui suivent l'accouchement (8).

Le post-partum s'inscrit directement dans une politique de santé publique, en considérant ses dimensions médicale, psychologique, éducative et sociale, et répondant ainsi à une définition de l'OMS: "*le post-partum recouvre une période de transition critique pour la femme, son nouveau-né et sa famille sur le plan physiologique, affectif et social*" (9).

Néanmoins, à l'inverse d'un suivi très attentif pendant la grossesse, après l'accouchement la femme bénéficie uniquement d'une visite obligatoire dans les huit semaines qui suivent l'accouchement et, le cas échéant, de séances de rééducation périnéale. Or, selon la recommandation de l'HAS de novembre 2005 sur la préparation à la naissance et à la parentalité : « *des interventions postnatales précoces et structurées (visites à domicile systématiques et adaptées en fréquence et en réponse aux besoins, prise en charge des symptômes selon des recommandations professionnelles disponibles) améliorent le bien-être physique et émotionnel des femmes* » (10).

L'amélioration de la prise en compte de l'environnement psychologique de la naissance est l'un des objectifs du plan de périnatalité 2005-2007 (6). Cette période du post-partum est caractérisée par des bouleversements hormonaux, des changements physiques et des remaniements psychoaffectifs (changement d'identité, situation de dépendance, repères au sein du couple et de la famille...). Les femmes ont besoin de prendre confiance en elles, avec parfois, l'émergence d'un sentiment d'isolement à leur domicile, représentant une source d'angoisse et de baby-blues (45 à 80% des femmes), voire de dépression postnatale (20% des femmes) (11). Les sécurités émotionnelle et sociale sont donc aussi importantes à prendre en compte que la sécurité médicale (12).

Quelle est la place de la SFL au domicile des nouveaux parents ?

> Sur le plan éducatif, il s'agit de valoriser les compétences des parents pour générer un sentiment de sécurité psychique chez le nouveau-né et les parents. Les besoins concernent l'accompagnement à la parentalité et à la mise en place du lien mère-père-enfant. Ce lien est un facteur essentiel du développement psychique de l'enfant. C'est aussi un moyen de prévenir la maltraitance.

Lors de leur retour à domicile, les parents sont à nouveau dans leur environnement. Un suivi à domicile permet d'accompagner le couple dans les difficultés concrètes qu'il rencontre au quotidien. Les parents ont besoin d'être entourés pour intégrer et adapter l'information et l'éducation données à la maternité : soins du nouveau-né avec les conseils de puériculture, de couchage, les visites obligatoires avec programmation d'un relais à domicile auprès des professionnels de ville. Cette période post-natale, plus à distance de l'accouchement, est davantage sujette aux questions des mères relatives à la sexualité, la contraception, la rééducation du périnée... Cette période est plus propice à l'intégration des données et conseils. Il s'agit de les adapter à leur environnement familial, culturel et social (13).

➤ Sur le plan social, la sage-femme dépiste les situations de précarité pour pouvoir orienter la patiente. Il s'agit d'activer le service social pour les familles démunies, pour se préoccuper des ressources et du logement, d'autant plus que les difficultés sociales et psychologiques sont souvent intriquées (14). Les consultations post-natale à domicile, parce qu'elles induisent une relation de proximité et de confiance entre la sage-femme et le couple, permettent un accompagnement psychologique adapté.

➤ Sur le plan médical, le post-partum demande une attention particulière de l'équipe médicale afin de dépister la moindre complication chez la mère et le nouveau-né: infection, hémorragie utérine, complications de l'allaitement, thrombose veineuse, dépression, ictère chez le nouveau-né, infection néonatale, troubles alimentaires, chute de poids... (15-16). L'anamnèse réalisée lors de l'examen clinique (antécédents de la patiente, déroulement de la grossesse et de l'accouchement...) lors de la visite post-natale permet d'orienter l'examen clinique de la sage-femme.
La sage-femme accompagne l'alimentation et notamment l'allaitement maternel : la semaine qui suit l'accouchement est un moment critique pour la mise en route de l'allaitement. Les séjours hospitaliers sont insuffisants pour qu'une lactation s'installe, pour qu'une mère se sente à l'aise avec son allaitement (surtout dans le cas d'une mère n'ayant jamais

fait l'expérience de l'allaitement), d'où l'importance d'établir un relais par un suivi à domicile à la sortie de la maternité.

La SFL peut traiter les problèmes qui relèvent de ses compétences et rediriger vers l'hôpital ou un médecin les cas nécessitant une hospitalisation ou une prescription qu'elle n'est pas habilitée à faire. Dans les SDC à domicile, la sage-femme doit donc être disponible, être à l'écoute et être vigilante.

1.1.2. Aspect sociétal

➢ Pour la famille : besoins et attentes des couples

L'avis des couples occupe à présent une place de choix dans notre système de soins depuis la loi du 4 mars 2002 relative aux droits des malades et à la qualité du système de santé (17). Le retour à domicile est souvent source d'angoisse, de doute pour les parents. Par ailleurs, la DREES soulignait en 2008 que « *des progrès peuvent encore être accomplis en matière de conseils et d'informations pour préparer la sortie de la maternité, une femme sur cinq déplorant des carences dans ce domaine* » (4) (Annexe I).

Le rapport sur l'évaluation du Plan périnatalité 2005-2007 rendu public en février 2011, « *les femmes sont surtout peu satisfaites de leur prise en charge en post-partum* ». La nécessité d'une prise en charge post-natale des femmes est exprimée par les sages-femmes, les services de PMI (Protection Maternelle et Infantile) et une proportion des femmes elles-mêmes, qui vivent cette étape comme difficile sur le plan matériel, psychologique et maternel, selon le rapport final (18). Quant à l'enquête de l'UNAF menée en 2010, elle révèle que seulement 16% des femmes interrogées ont pu obtenir de l'aide auprès d'une sage-femme lors du retour à domicile (19).

Le bien-être et la sécurité sont constatés si la sortie est organisée et anticipée. Les patientes sortent avec l'assurance d'avoir une sage-femme déjà connue. Elles appellent dès le lendemain de l'accouchement pour que la sage-femme puisse s'organiser.

Le suivi à domicile permet de maintenir un lien médical entre l'hôpital et la ville, et favorise également le travail en réseau, à l'extérieur de l'hôpital, qu'il soit pratiqué par une sage-femme attachée à l'hôpital ou par une sage-femme libérale. Le couple bénéficie d'un discours unique et cohérent qui le sécurise et lui permet de prendre comme repère la sage-femme qui les suit, sur une durée plus longue qu'un séjour d'hospitalisation classique.

Les couples sont de plus en plus demandeurs d'une moindre médicalisation de la naissance et d'une meilleure intégration des événements que sont la naissance et l'accueil de l'enfant au sein de la famille. Beaucoup d'entre eux déplorent le manque d'intimité des services de SDC, les difficultés à se reposer et le ballet incessant de nouveaux visages et de conseils contradictoires qui n'incitent pas à une relation de confiance (20).

➤ Pour la collectivité

Dans son rapport de 2011, la Cour des Comptes aborde longuement dans le chapitre VI le rôle des sages-femmes dans le système de soins ; avec un objectif de santé publique qui permet d'éviter des hospitalisations plus longues et prévient les risques en prenant en compte les contraintes humaines et économiques (1).

Sur le plan économique, la sage-femme est à même d'assurer une prise en charge globale du couple mère/enfant dans son milieu familial. Cette place dans le suivi à domicile après l'accouchement a été confirmée par la modification de la Nomenclature Générale des Actes Professionnels (NGAP) par l'arrêté du 6 juin 2001. C'est cet arrêté qui fixe la cotation et la rémunération des visites à domicile post-natales comprises entre J0 (jour de l'accouchement) et J6 inclus après l'accouchement (21). Suite au mouvement social des sages-femmes en 2001, cet arrêté a revalorisé ces actes, anciennement coté C (mère) +/- V (nouveau-né) pour toute visite en post-partum, et coté SP selon l'interprétation des textes par les CPAM (Annexe II).

La période de prise en charge au titre de l'assurance maternité, soit à 100%, est fixée de 22SA à 7jours après l'accouchement (22). De J1 à J7, les visites à domicile, soit les actes SF 16, SF 12 et C+V sont pris en charge à 100% par la sécurité sociale ; au-delà, ils le sont à 70% et le complément le sera éventuellement par une assurance complémentaire (23). Ces visites ne sont pas soumises à prescription, permettant l'autonomie professionnelle de la sage-femme.

La visite à domicile par une sage-femme libérale représente un coût pour l'Assurance Maladie inférieur à celui d'une journée d'hospitalisation classique, selon l'OCDE (panorama de la santé de 2009) «*les services assurés par les sages-femmes sont moins coûteux* ».

Pour pallier au manque de suivi médical organisé dans les 6 semaines après l'accouchement (visite post-natale), les SFL et l'Assurance Maladie ont convenu de renforcer et de développer la prévention et l'éducation sanitaire autour des accouchées et des nouveau-nés, en mettant en place depuis le mois d'avril 2008, « deux séances de suivi post-natal » (24). Ces séances peuvent se dérouler à partir du huitième jour suivant l'accouchement et jusqu'à l'examen médical postnatal réalisé dans les huit semaines qui suivent l'accouchement (25). Ces consultations sont cotées SP (18,55 euros) ou C (23 euros) depuis septembre 2013. La majorité des SFL ne sont pas au courant de la possibilité de coter jusqu'à 6 semaines après l'accouchement un C pour la mère et un C pour le bébé. Au moins 3 consultations sont possibles et en général remboursées à 100% en plus des 2 SP possibles.

1.2. DIFFERENTS DISPOSITIFS RELAIS EXISTANTS : alternatives possibles à l'hospitalisation et limites

1.2.1. Structures publiques financées directement par l'état

1.2.1.1. Protection Maternelle et Infantile

La Protection Maternelle et Infantile (PMI) a été créée dans les années d'après-guerre dans un but préventif en mettant en place des dispensaires de soins où les femmes pouvaient venir consulter et être soignées gratuitement (financement du Conseil Général). La PMI, aussi appelée Maison du département, a des missions consistant entre autres à «*organiser les mesures de préventions médicales, psychologiques, sociales et d'éducation des futurs parents et des enfants*»(26). Elle intervient lors de difficultés socio-économiques voire de précarité, de fragilité psychologique ou pour un soutien à la parentalité. L'atout majeur des PMI est d'être des partenaires de proximité et d'avoir une connaissance du terrain qui les rend très performants dans le suivi des familles en difficulté (27).

Le rôle des sages-femmes est plutôt basé sur la prévention primaire que le soin. Le suivi post-partum en PMI concerne surtout les nouveau-nés et est assuré par l'infirmière puéricultrice ; la sage-femme intervient peu, sauf éventuellement dans le cadre des consultations de contraception (28).

1.2.1.2. Sages-femmes détachées de la maternité

Ceci consiste en un séjour bref à la maternité avec un suivi à domicile par une sage-femme, pour une durée limitée, les SF étant salariées de l'hôpital. Par exemple, la maternité de l'Hôpital Femme Mère Enfant (HFME) à Lyon a choisi cette option (SOPREA = SOrtiePREcoce après Accouchement) créée en 1993. Elle présente l'avantage de constituer un véritable prolongement du service de maternité et fonctionne sans budget autre que celui de l'hôpital. Les sages-femmes responsables du suivi appartiennent à l'équipe, connaissent les protocoles, rencontrent les patientes dès leur séjour en suites de couches, participent au staff du service et connaissent leurs interlocuteurs en cas de problème (29).

Dans le cas de l'HFME, les sages-femmes sont salariées de l'hôpital qui les délègue à l'extérieur de ses murs. Les patientes sont considérées comme sorties de l'hôpital dès le jour de leur départ, et leur prise en charge ultérieure, bien que réalisée par les SF de l'hôpital avec les ordonnances de l'hôpital, n'est pas considérée comme une ré-hospitalisation. L'hôpital est indemnisé par l'Assurance Maladie pour tous ses frais, dans le cadre du forfait de prise en charge de maternité (30).

1.2.1.3. Service social

Organiser le suivi à domicile revient à effectuer les visites à domicile, à planifier l'aide domestique et aussi l'accompagnement social. Pour le service social, plusieurs intervenants peuvent être sollicités.

L'assistant de service social permet d'informer les familles sur leur droits sociaux, les aider à obtenir une aide familiale, leur assurer un relais lorsqu'elles sont en difficulté auprès des structures de soins, de la PMI ou de l'Aide Sociale à l'Enfance.

L'aide à domicile ou auxiliaire familiale a pour rôle l'accompagnement aux tâches ménagères. Les associations de service d'aide à domicile (31) emploient des techniciens en intervention sociale et familiale (TISF) qui aident à la vie quotidienne et à l'éducation des enfants, et des auxiliaires de vie sociale (AVS). Certains projets prévoient le recours systématique aux TISF ou AVS avec une prise en charge financière par la Caisse d'Allocations Familiales ou par le Conseil Général et le forfait est pris en charge par mutuelle.

Le soutien familial à domicile par une TISF devrait pouvoir être proposé à toute femme à son retour à domicile. Ceci implique un fort accroissement de l'offre qui serait actuellement nettement insuffisante pour faire face à cette nouvelle demande (32).

1.2.1.4. PRADO (Projet d'aide au retour à domicile)

Il a été expérimenté au printemps 2010 par la Caisse Nationale de l'Assurance Maladie des Travailleurs Salariés (CNAMTS). Il consiste en l'intervention d'une conseillère de l'Assurance Maladie dans les maternités mettant en relation la patiente avec une sage-femme libérale.

Il s'agissait de définir un guide pour assurer, dans le cadre physiologique, des conditions optimales de suivi, dès la sortie de maternité lors du retour à domicile, dans le respect du bien-être physique, psychique et social de la mère et de son enfant, ainsi qu'une meilleure prévention des pathologies.

Les sorties dans le cadre du Prado sont organisées à partir de J3. Les acteurs de cette prise en charge sont les SFL. Le contenu des visites s'appuie sur les missions de la SF relatives au suivi mère-enfant dans les suites d'accouchement. La première visite a lieu le lendemain de la sortie de maternité. La deuxième visite intervient à 24h ou 48h après la première. La SF apprécie la nécessité de poursuivre ou d'arrêter ses visites.

Le champ d'intervention du dispositif concerne les sorties de maternité en postpartum physiologique, selon les critères suivants :
- parturientes de plus de 18 ans, sans comorbidité, ni complication ;
- accouchement réalisé par voie basse ;
- naissance d'un enfant unique ;
- nouveau-né à terme dont le poids est en rapport avec l'âge gestationnel et ne nécessite ni maintien en milieu hospitalier, ni un régime alimentaire particulier (33-34) (Annexe III).

Il ne s'agit pas de la sortie précoce, comme elle est définie par la HAS en mai 2004 (35), mais bien d'une prise en charge à domicile dès que l'hospitalisation en maternité n'est plus nécessaire (36-37). Ce programme a été établi pour adapter le suivi postnatal afin de tenir compte de la diminution des durées de séjour constatée depuis plusieurs années ; pour améliorer l'efficience et pour répondre à la demande des patientes.
Selon la réunion du 27 juin 2013 de la commission cadres du réseau Aurore, le retour d'expérience des SFL en charge du suivi des patientes du programme PRADO mettait en avant certaines difficultés : une activité chronophage, un défaut d'anamnèse (il n'existe pas de dossier médical patient informatisé en maternité), un manque de disponibilité de la part des SFL déjà bien prises par leur activité libérale (38).

1.2.2.   Structures privées et libérales

1.2.2.1. Sages-femmes libérales

Elles interviennent par l'intermédiaire de services d'hospitalisation à domicile, dans le cadre d'un réseau de soins ou individuellement dans le cadre d'un accompagnement global des patientes (suivi de la grossesse, accouchement et suivi du post-partum).

La croissance de l'effectif des SFL, en moyenne de + 6,1 % par an depuis 1995, est supérieure à celle de l'ensemble de la profession et s'accélère depuis 2004.Le nombre de SFL a triplé en 20 ans (39). L'installation en secteur libéral dans la région Rhône-Alpes a connu un fort développement entre 2007 et 2011 avec une évolution de 45% (40).En Isère, cet effectif a été multiplié par cinq en 23 ans (41).

Par ailleurs, l'installation en cabinet de groupe a tendance à se développer.

Les SFL interviennent en cas de sortie précoce, sorties normales et dans le post-partum tardif dans le 1er mois mais aussi au-delà, notamment sur les problèmes d'allaitement.

L'initiative vient des sages-femmes hospitalières, des patientes elles-mêmes ou des contrats qualités que les SFL ont mis en place avec certains établissements comme à la maternité de la Croix-Rousse à Lyon. Les visites de suites de naissance font partie du suivi global et les SFL revoient les patientes en rééducation et parfois pour leur suivi gynécologique.

1.2.2.2. Praticiens de ville

Les praticiens concernés sont les pédiatres de ville, médecins généralistes, gynécologues-obstétriciens, puéricultrices, infirmières, psychologues, acteurs indispensables dans la mise en place du réseau qui soutiennent les retours à domicile.

1.2.2.3. Famille

Une sortie de maternité bien organisée avec la famille en amont permet d'évaluer les besoins et de trouver de l'aide auprès des proches.

Une implication précoce du père auprès du nouveau-né permettrait un renforcement de la paternité. Depuis le 1er janvier 2002, un congé de paternité d'une durée de 11 jours (18 jours en cas de naissances multiples) est accordé au père dans les 4 premiers mois suivant la naissance ; et depuis 2013 dans les 6 premiers mois (42). Selon le rapport de la DREES, la quasi-totalité des pères interrogés considèrent qu'ils ont aidé la mère à la fois sur le plan matériel (tâches ménagères) et psychologique (soutien dans cette période de fatigue et de stress). Ils expriment leur satisfaction d'avoir pu s'occuper du nouveau-né et d'avoir partagé un moment fort de la vie familiale (43).

1.2.2.4. Associations d'aide aux mères

Les parents peuvent solliciter le soutien d'associations qui œuvrent dans le domaine de la naissance (associations de soutien à l'allaitement maternel (44); grossesse multiples (45) …).

Au vu de ces notions, on peut se demander quelle est la place, le rôle de la SFL dans l'accompagnement de la famille au retour à domicile après la naissance ? Quelles sont les difficultés engendrées ? Quel est le bénéfice pour les familles ?

2. ETUDE : ENQUETE AUPRES DES SAGES-FEMMES LIBERALES EN RHONE-ALPES

2.1. Protocole d'étude

2.1.1. Objectifs et hypothèses

L'objectif de mon étude était d'évaluer l'accompagnement de la nouvelle mère et de son enfant au moment du retour à domicile par les sages-femmes libérales.

Afin d'orienter l'enquête, trois hypothèses ont été émises :

➢ Un faible nombre de sages-femmes assure le suivi post natal.

➢ Les sages-femmes libérales qui assurent le suivi post-natal à domicile rencontrent des difficultés.

➢ Qu'elles assurent ou non ce suivi post-natal, les sages-femmes libérales seraient favorables au développement de cette activité.

L'objectif plus général de ce travail était de mener une réflexion sur l'accompagnement des mères et la continuité des soins lors du retour à domicile.

2.1.2. Population

Le questionnaire était dans un premier temps destiné aux SFL du Rhône et de la Loire. Après avoir contacté les conseils départementaux de l'Ordre des sages-femmes de la Loire et du Rhône, qui m'ont transmis l'annuaire des SFL, j'ai pu les contacter par téléphone afin d'obtenir leur adresse mail et leur envoyer mon questionnaire.

Au 1er juillet, j'avais obtenu seulement 24 réponses au questionnaire. Du fait de ce nombre minime de réponses une relance a été nécessaire, par mail et par téléphone.

Enfin, le choix d'étendre mon enquête aux SFL en Rhône-Alpes, pour avoir une meilleure représentativité, s'est imposé. Ces départements contiennent différents types d'agglomérations et sont plus ou moins urbains.

En 2012, il y avait 404 sages-femmes libérales sur les 8 départements de Rhône-Alpes.

Pour l'Isère, l'Ain, la Drôme, l'Ardèche, la Savoie, la Haute-Savoie, j'ai procédé de la même manière.

Au total, j'ai envoyé mon questionnaire à 386 sages-femmes libérales.

2.1.3. Outil

Le questionnaire a été envoyé par mail (Annexe IV). Le support numérique était une méthode rapide, gratuite et écologique.

Le questionnaire a été testé préalablement par une personne extérieure au métier afin de vérifier la faisabilité technique de celui-ci, et une fois par une sage-femme pour vérifier la cohérence et l'interprétation des questions.

Le traitement des données a été réalisé avec Excel.

2.1.4. Durée de l'enquête

L'enquête s'est déroulée sur la période de début juin 2012 à fin septembre 2012.

2.2. Résultats

2.2.1. Profil général de la population

J'ai obtenu 110 réponses selon la répartition suivante :

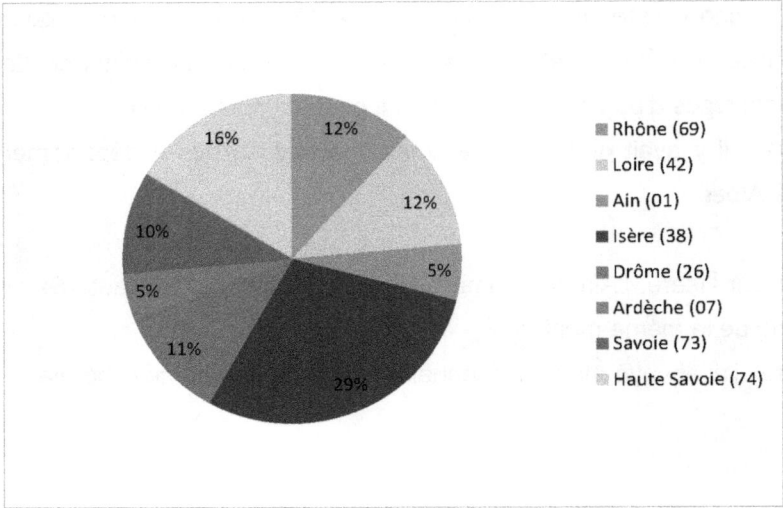

Figure 1 : répartition des sages-femmes libérales concernées par l'étude dans la région Rhône-Alpes

98% des personnes interrogées sont des femmes.

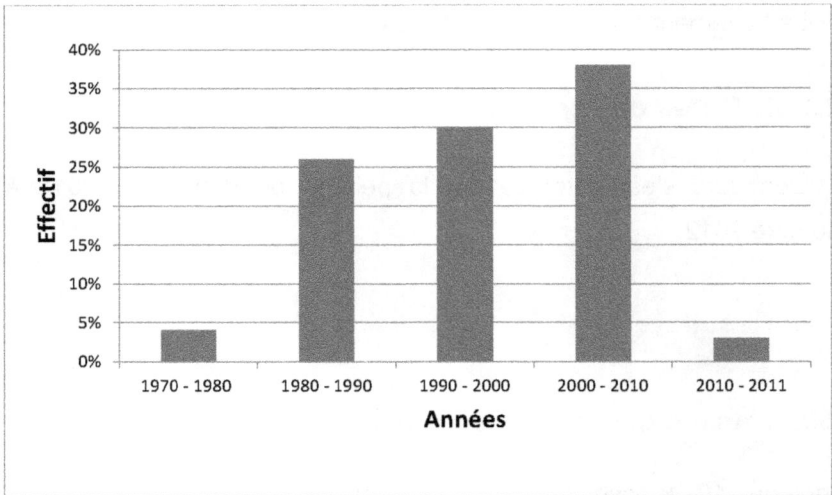

Figure 2 : année d'obtention du diplôme de sage-femme

L'année d'obtention du DE SF était répartie de manière homogène entre 1985 et 2009.

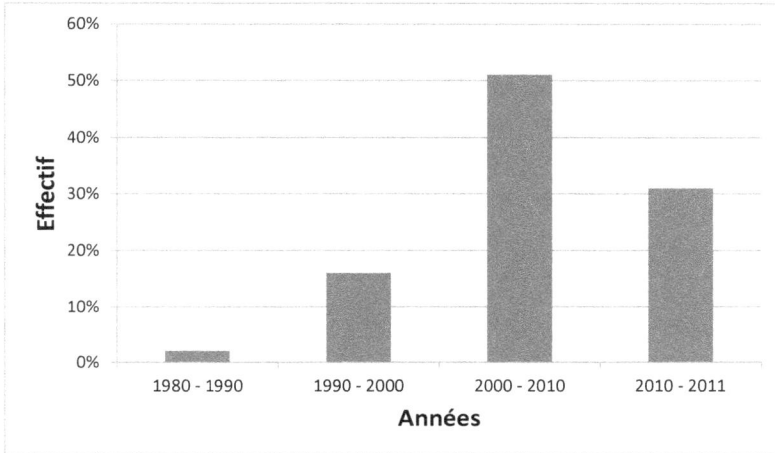

Figure 3 : dates du début d'engagement en tant que sage-femme libérale

84% des sages-femmes interrogées travaillaient en libéral depuis 10 ans. Elles se sont installées en moyenne après 10 années d'exercice en SF (cf. Figure 3).

Concernant leur parcours professionnel la majorité (89%) des SFL interrogées étaient salariées dans une maternité avant de devenir libérales (sinon elles travaillaient en PMI, PMA, cellule de transfert, missions humanitaires, maison de naissance à l'étranger, infirmière..).

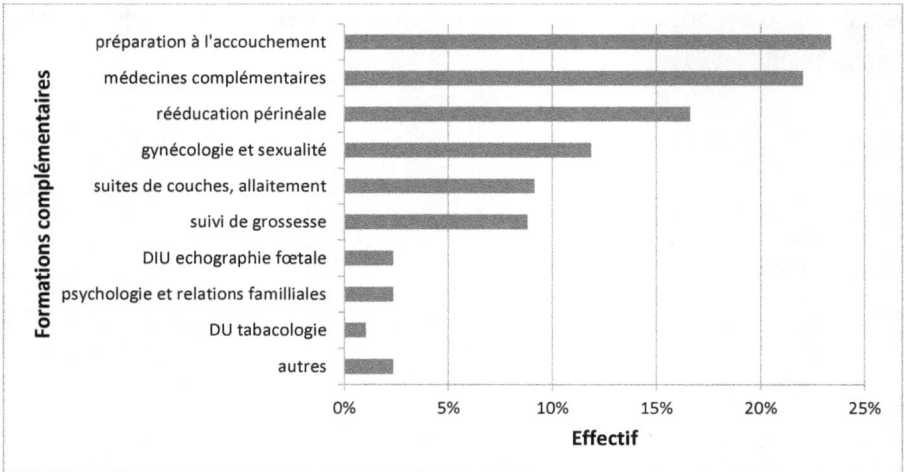

Figure 4 : formations continues complémentaires au diplôme d'état de sage-femme

76% des sages-femmes interrogées ont réalisé une formation continue complémentaire au Diplôme d'Etat de Sage-Femme (Figure 4).

Le détail des différentes formations est présenté en annexe V.

2.2.2. Modalités d'exercice libéral

Concernant le lieu de travail, environ la moitié des SFL travaillaient en ville (45%) et l'autre moitié (49%) hors agglomération ; 6% campagne et ville.

La distance du cabinet de SFL par rapport à la maternité la plus proche est de moins de 10 km pour 47% des SFL; entre 10 et 20 km pour 29%; entre 20 et 30 km pour 14%; et plus de 30 km pour 10% d'entre elles.

De plus, 86% des sages-femmes interrogées ont leur cabinet à moins de 10km d'une PMI.

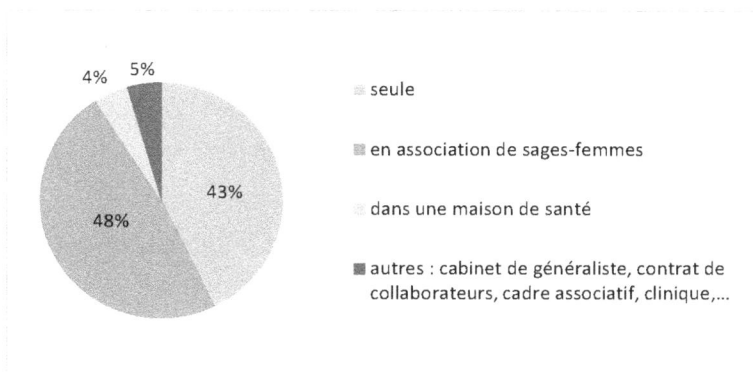

Figure 5 : mode d'exercice libéral

Près de la moitié des SFL travaillaient en association de sages-femmes.

78% des SFL travaillaient en réseau avec un hôpital ou une clinique. Et parmi elles, 41% ont signé une charte avec une maternité.

3 SF avaient signé la charte mais ne travaillaient pas en réseau avec un hôpital ou une clinique.

Les différentes activités professionnelles pratiquées par les SFL sont exposées dans la figure suivante :

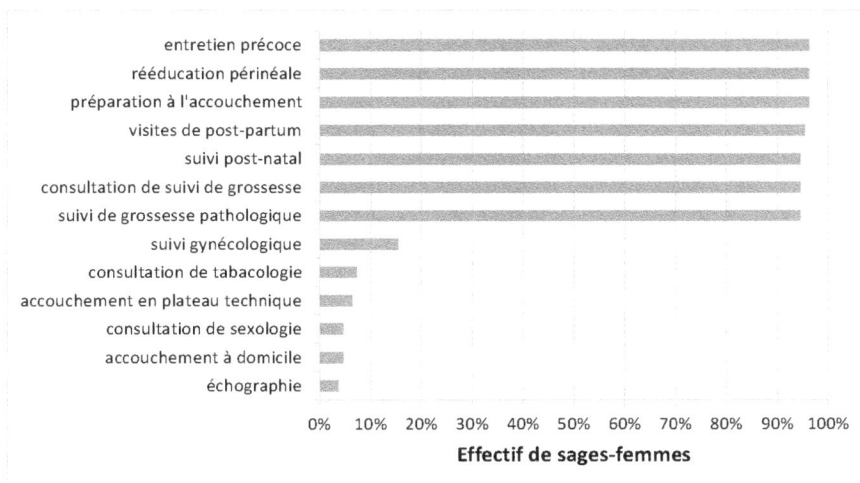

Figure 6 : activités professionnelles principalement pratiquées

Concernant l'organisation de leur travail, 58% des SFL travaillaient les week-ends, 36% étaient disponibles par téléphone 24h/24 et 68% réservaient des créneaux horaires libres pour des consultations en urgence.

2.2.3. Activité de suivi post-natal non réalisée par les SFL interrogées

11% de la population ne réalisaient pas de suivi post natal par manque de demande (4 SF), des difficultés d'organisation avec un planning souvent chargé (6 SF), des temps de déplacements trop importants (2 SF), des actes dévalorisés au niveau des cotations (1 SF).

2.2.4. Activité de suivi post-natal réalisée par les SFL interrogées

L'information concernant l'existence d'un suivi post-natal par une sage-femme libérale a été donnée (plusieurs réponses possibles) : pendant le suivi de grossesse par la sage-femme elle-même (101 réponses) ; par la maternité (81) ; l'information a été trouvée dans les pages-jaunes (31) ; par le PRADO (29) ; cartes de visites, cabinets médicaux (13) ; site internet de l'Ordre des sages-femmes (12) ; site internet professionnel (3).

Les modalités de prise de contact étaient assurées par la sage-femme elle-même dans 92% des cas. 2% d'entre elles bénéficiaient d'une secrétaire. 6% sont sans réponse.

L'information concernant les modalités d'un accompagnement post-natal à domicile par une SFL était donnée dans 59% des cas par la sage-femme elle-même ; dans 20% des cas par l'hôpital ou la clinique, dans 17% par la maternité et la sage-femme, dans 4% des cas par la CPAM en cas de PRADO et le bouche à oreille.

L'organisation des consultations se répartissait ainsi :
➢ 64% des consultations du post-partum des SFL se faisaient uniquement chez la patiente.
➢ 16% se faisaient uniquement au cabinet de la SFL.
➢ Environ 16% se faisaient tantôt au cabinet tantôt chez la patiente.
➢ Et 4% n'avaient pas répondu à cette question.

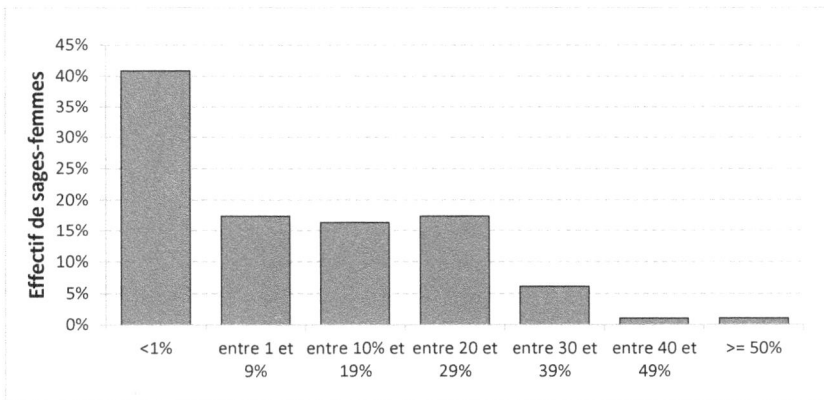

Figure 7 : part des consultations post-partum dans les activités de sages-femmes

Pour 41% des sages-femmes libérales, les consultations post-partum représentaient moins de 1% de leur activité.

Lors des consultations post-partum à domicile, 12 SFL ont mentionné se déplacer plutôt à une distance de 20 km de leur cabinet, 5 SFL à 30 km et 3 SFL à 40 km. 2 d'entre elles ont précisé se déplacer sur une distance de 50km.

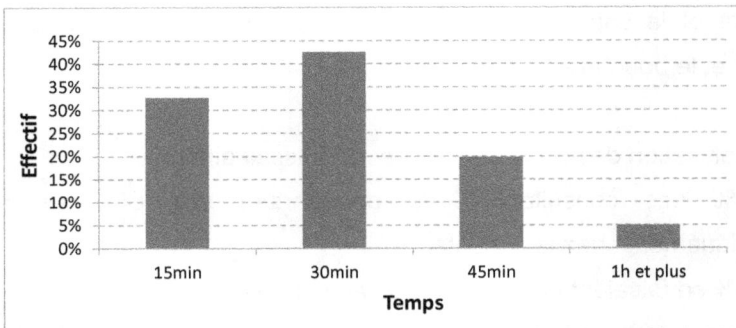

Figure 8 : durée moyenne d'un déplacement aller-retour pour une consultation à domicile

Concernant le temps moyen d'un déplacement aller-retour pour une consultation à domicile, 68% des SFL mettaient plus de 30 minutes.

La durée moyenne d'une consultation post-natale était d'environ 30 minutes pour 11% des SFL, 45min pour 38% et plus d'une heure pour la moitié des SFL (51%).

Concernant les transmissions maternités/sages-femmes libérales, 70% des SFL avaient accès à une fiche de liaison provenant de l'hôpital ou la clinique, donnée à la patiente à sa sortie.

Les principales actions réalisées lors de l'examen clinique obstétrical étaient la palpation de l'utérus (94,5%), l'examen des seins (91,8%), des lochies (91,8%), du périnée (90%), la pesée du nouveau-né (89%) ainsi qu'un examen clinique général de celui-ci (87,3%). Les autres actions, aussi réalisées mais moins fréquemment, sont un examen des jambes (84,5%), de la sphère urogénitale (64,5%) et éventuellement un examen des conjonctives (47,3%).

24

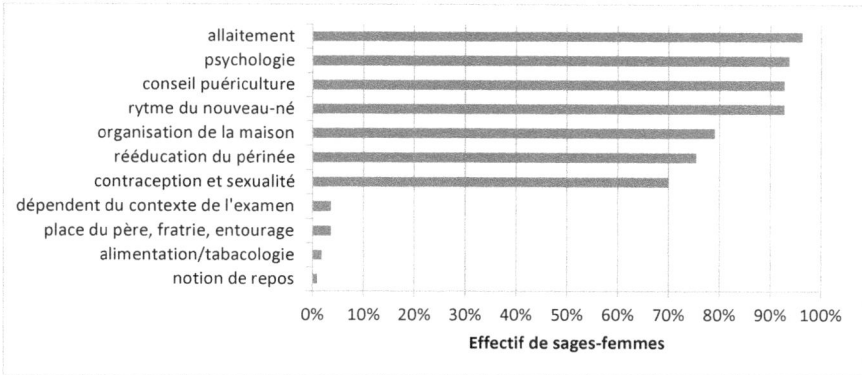

Figure 9 : sujets abordés au cours du suivi post-natal

De nombreux sujets diverses étaient abordés lors des visites post-natales.

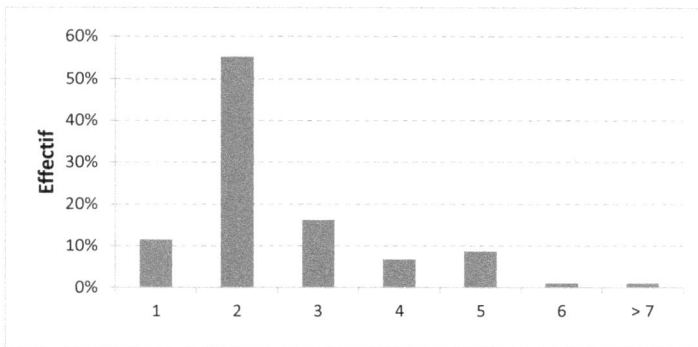

Figure 10 : nombre moyen de visites pour le suivi post-natal effectué par patiente

55% des sages-femmes libérales effectuaient en moyenne 2 visites post-partum par patiente.

66% des sages-femmes interrogées ne prévoyaient pas un minimum de consultations.

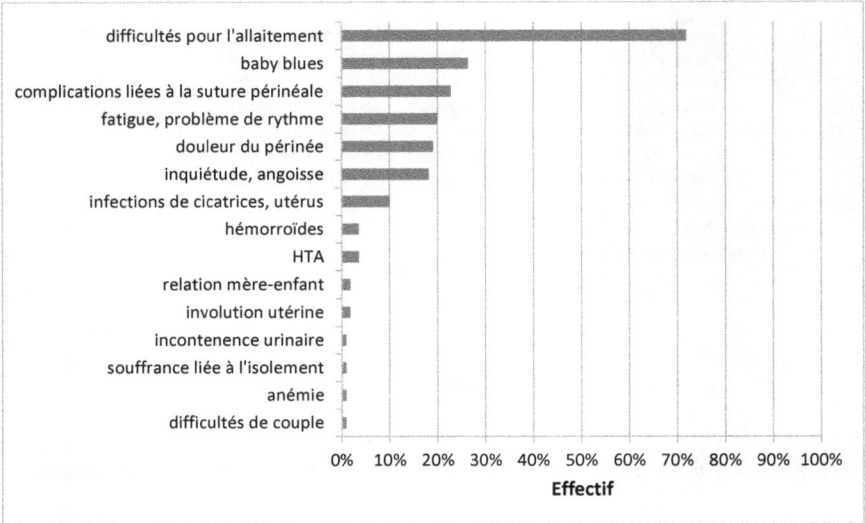

Figure 11 : complications les plus fréquemment rencontrées chez la mère

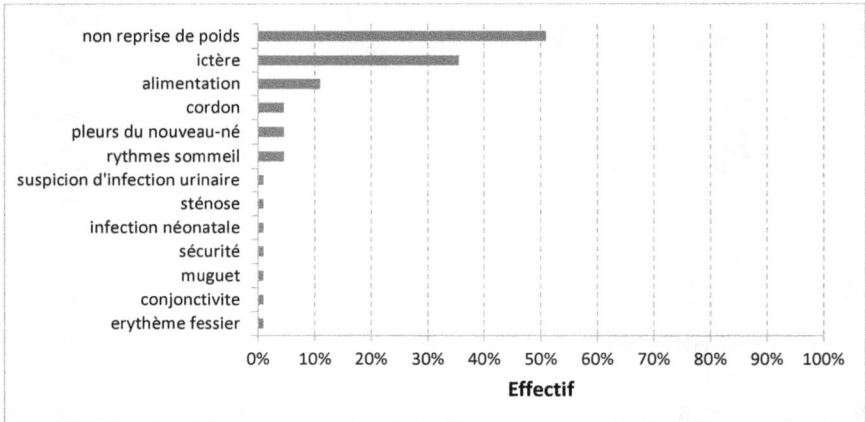

Figure 12 : complications les plus fréquemment rencontrées chez le nouveau-né

Les complications les plus fréquemment rencontrées dans le suivi post-natal étaient les difficultés d'allaitement et la non reprise de poids du nouveau-né.

En cas de besoin, la patiente et son nouveau-né sont ré-hospitalisés (49 réponses) ou bien la sage-femme libérale les dirigent vers le médecin traitant ou le pédiatre (45 réponses). Parfois, la patiente est réorientée vers la maternité pour une consultation, vers une sage-femme consultante en lactation ou association d'aide pour l'allaitement, vers les urgences pédiatriques ou gynécologiques, une PMI, un ostéopathe, un psychologue ou bien une association d'aide à domicile. En fonction du problème rencontré, le gynécologue de la patiente ou le pédiatre de la maternité est appelé pour avoir un avis de ré-hospitalisation, consultation ou poursuite du suivi avec la sage-femme libérale.

Après la dernière consultation d'une patiente, toutes les SFL restaient disponibles par téléphone.

Pour 54% des sages-femmes libérales, les visites du post-partum engendraient un coût supplémentaire par rapport aux autres activités de sage-femme libérales. Ce coût est principalement dû à l'achat d'un pèse-bébé. Mais il peut aussi venir de l'achat d'un bilirubinomètre transcutané, du tire-lait, d'un thermomètre cutané, d'une pince à agrafes, d'un stéthoscope pour bébé et autres petits matériels.

2.2.5. Avis des sages-femmes sur le suivi du post-partum

2.2.5.1. Bénéfices d'une surveillance à domicile

91% des sages-femmes ont répondu à cette question ouverte, les réponses ont été transcrites et regroupées par différents types de bénéfices :

✓ **Les bénéfices pour la prise en charge médicale**

Le bénéfice principal d'un suivi post-natal à domicile est d'anticiper, **d'éviter l'apparition de complications chez la mère et l'enfant** après le séjour en maternité et donc de dépister précocement des problèmes d'ordre médicaux, psychologiques, de troubles de la relation mère-enfant (41 réponses). De plus, ce mode de suivi permet de r**ésoudre les problèmes non résolus à la maternité** du fait des séjours courts (2 réponses).

Un autre bénéfice essentiel est la **réussite de l'allaitement maternel.** En effet, on limite le sevrage précoce, la mauvaise prise de poids du nouveau-né et les engorgements. Les allaitements sont de meilleure qualité et les femmes allaitent plus longtemps car « *elles se sentent aidées, soutenues et écoutées* » (27 réponses).

Une **relation de confiance s'installe entre le couple et la sage-femme** : il y a donc plus de proximité et d'écoute, cela permettant d'aborder des sujets graves et d'orienter plus justement les couples (droits des femmes, justice, police..). « *Les rapports sont sereins, approfondis et privilégiés avec les couples* » (19 réponses).

Le suivi post-natal à domicile permet donc d'assurer une **sécurité physique et psychique de la mère, de l'enfant et de la famille** (6 réponses).

✓ **Les bénéfices pour l'aspect psychologique**

Le suivi post natal permet de **sécuriser, de rassurer les couples** : les mères sont souvent isolées (travail du conjoint, famille dispersée). Les patientes connaissent souvent la sage-femme depuis les cours de préparation à l'accouchement, ou le suivi de grossesse «*elles nous connaissent et sont rassurées*» (39 réponses).

Les mères sont mieux entourées et guidées: écoute, conseils, accompagnement psychologique, meilleur soutien à la parentalité, consolidation rapide du lien parents-enfant, « *moralement très important* », prévient la dépression du post-partum, les réponses éventuelles sont apportées par un professionnel de santé, et il n'y a pas de jugement (45 réponses).

De plus, le suivi à domicile permet une meilleure organisation du retour à la maison : « *La **jeune mère rentre plus sereine à la maison** en sachant qu'elle va voir la sage-femme chez elle, la transition est plus douce entre la maternité et la maison* » (21 réponses). De plus, les patientes suivies à domicile apprécient la **disponibilité des sages-femmes** libérales, « *elles sont facilement joignables* », et « *la qualité et le temps d'écoute* » (8 réponses).

La **prise en charge** du nouveau-né et de ses parents s'effectue **dans leur environnement** (frères et sœur...), « *la mère peut s'occuper aussi des ainés et se sent plus sereine chez elle : cela représente une **sécurité affective*** » (34 réponses).

Ce suivi post-natal permet également **d'intégrer le père** dans la parentalité et de l'encourager dans les soins du nouveau-né. Ce suivi donne une meilleure confiance pour le couple dans leurs compétences à élever leur enfant, « *une réassurance des capacités à être parents* » (28 réponses).

Un autre bénéfice est la présence d'**un seul interlocuteur** qui peut reprendre la multitude d'informations données pendant le séjour à la maternité, parfois contradictoires, parfois mal comprises par la patiente, « *la transmission des informations sans intermédiaire* » (10 réponses).

✓ **Une facilité d'organisation pour la nouvelle famille**

Le suivi post-natal à domicile **répond à une demande des patientes**, « *c'est plus facile pour elles* » (17 réponses). Les patientes sont **accompagnées sans se déplacer** (4 réponses).

L'environnement est plus calme, les **rythmes mère-enfant** peuvent être plus **respectés**, « *le repos maternel est de meilleur qualité* » (14 réponses).

✓ **Une prise en charge personnalisée**

« *Les soins sont individualisés et l'accompagnement personnalisé* ». Les informations reçues à la maternité sont **adaptées à la patiente** (27 réponses).

Il y a dans ce mode de prise en charge une **meilleure connaissance des patientes dans leur cadre de vie**, donc « *une meilleure appréciation de tous les paramètres de surveillance psychologique et plus d'efficacité dans les prescriptions* ». Pour la sage-femme, cette prise en charge permet une **vision de l'ensemble de la famille**, de l'organisation autour de la maman (milieu familial et social) ; permet de percevoir la patiente dans son environnement et donc « *de pouvoir évaluer sa situation et ses besoins au plus juste* ». Les conseils sont alors appropriés et la sage-femme a une idée plus juste des réalités de vie de ses patientes (25 réponses).

Enfin, « *le couple peut poser toutes ses questions et demander des conseils pratiques dus aux problèmes se posant à domicile* » (20 réponses).

2.2.5.2. Inconvénients, difficultés rencontrées pour les sages-femmes

✓ **Difficultés d'organisation**

Le suivi post-natal a été décrit comme un « *acte chronophage* » : temps de déplacement, conseils... Il est donc **difficile de dégager du temps dans le planning** des consultations, de garder des créneaux pour ces visites, au « *risque d'avoir un planning à trou et une perte de revenus* », il y a un manque de disponibilité pour intervenir rapidement (69 réponses). Il s'agit donc d'être **disponible à court terme** et « *d'avoir une grande souplesse dans l'organisation de son travail* ». « *Ne pouvant pas prévoir qui accouche, quand et qui aura besoin de visites, c'est au jour le jour* » (27 réponses).

Il est nécessaire d'avoir une disponibilité permanente « *7j/7 tout au long de l'année* » et donc **obliger d'organiser** « *une continuité des soins* », c'est-à-dire des remplacements lors des congés, week-end et jours de repos (6 réponses).

✓ **Difficultés logistiques**
    1 SF note **peu de demande** réelle du suivi post-natal jusqu'à présent.
2 autres déplorent le **manque de sages-femmes libérales** certains secteurs.

✓ **Aspect rémunération**
    Au niveau de la rémunération, la consultation du suivi post-natal est un « *acte peu rémunéré* » (montant des honoraires), « *Une visite effectuée= une visite rémunérée !* », « *pas rentable par rapport au temps passé auprès des couples, surtout en cas de mise au sein* », « *le temps nécessaire à un travail de qualité et d'écoute n'est pas rémunéré !* » **et à la responsabilité** envers la mère et l'enfant (« *tarif minable, on fait ça pour la gloire !* ») (40 réponses).

✓ **Liens avec les structures hospitalières**
    Il existe des **difficultés à travailler en lien avec les structures hospitalières**, plus particulièrement à avoir un « *avis en cas de problème* », en effet, chaque maternité a sa conduite à tenir, et les SFL doivent donc s'adapter (5 réponses).
« *Les structures hospitalières n'assurent souvent pas un relais optimal* ». Il n'y a souvent aucune feuille de transmission, **pas de liaison du dossier médical**, courriers, informations par téléphone de la maternité. « *Si la patiente n'était pas suivie par la sage-femme libérale pendant sa grossesse et souvent pas préparée, les rendez-vous sont longs et lourds* ». En effet, il faut prendre le temps de constituer le dossier, d'instaurer une confiance avec la patiente, en l'absence de points de repères sur l'évolution de la patiente,

avec un risque de ne pas répondre aux besoins. De plus, il n'y pas d'anticipation de la sortie (ni la maternité, ni la mère ne prévient à l'avance) ; « *il faudrait que les femmes informent l'équipe de la maternité qu'elles connaissent déjà une SFL qui les a suivis pendant leur grossesse* » (29 réponses).

De plus, nous pouvons relever des difficultés à gérer les **problèmes de ré-hospitalisation** de la patiente ou du nouveau-né (chronophage) surtout dans les cliniques privées, la **distance des maternités** peut aussi poser problème (6 réponses).

Les sages-femmes relevaient aussi **un isolement par rapport aux autres professionnels de santé** (2 réponses).

Concernant le **PRADO**, « *il n'est **pas nécessaire que le conseiller fasse l'intermédiaire** : c'est impersonnel, cela crée une désorganisation du suivi à cause de l'agent qui réoriente les patientes vers d'autres collègues et inversement ; souvent la sage-femme libérale rappelle la patiente par la suite et c'est donc une perte de temps* » ; parfois « *inutilité des visites alors que les patientes en difficultés (mineures, accouchements difficiles...) n'ont pas été orientées* ». Ce **système semble trop restrictif pour les mères qui ne peuvent en bénéficier** (ex : sorties précoces, césarienne et mamans n'appartenant pas au régime général) (7 réponses).

Pour finir, il existe un problème pour les mères qui souhaitent être suivies en post-natal par leur SFL qu'elles connaissent mais qui ne fait pas partie de l'HAD ou du PRADO.

✓ Manque d'information des patientes

Peu de patientes sont informées de ce mode de suivi une fois rentrées à domicile. Il existe un manque d'informations donné aux femmes par les maternités, mais aussi par la PMI, de ces visites et de leur intérêt (« *insister sur la pec à 100% par la SS* ») (24 réponses).

✓ Deux sages-femmes ne rencontraient aucune difficulté lors du suivi post-natal à domicile.

2.2.5.3. Nombre de visites prises en charge

Actuellement, deux visites à domicile sont prises en charge.

Pour 20 sages-femmes ce nombre est suffisant si tout va bien et s'il existe un suivi par la PMI.

Cependant, 58 sages-femmes estimaient que le nombre de visites prises en charge n'est pas suffisant car les attentes des jeunes mères sont nombreuses et certains couples ont besoin d'un suivi sur le long terme ; d'autant plus que les patientes sont primipares, ont des difficultés d'allaitement, ont eu une césarienne, des jumeaux, un nouveau-né de petit poids, un retour précoce…

2.2.5.4. Constat des SFL concernant les conditions actuelles de prise en charge des visites de suivi post-natal

« *Les séances post-natales (2 séances du 8ème jour qui suit l'accouchement à la consultation post-natal) sont trop peu rémunérées* ». En effet, après J8, « *une consultation SP ou C à 19 euros pour 2 personnes est une consultation au rabais* » ; « *Après J7 être payé 18,55 euros pour passer 1h auprès des parents peut dissuader* ». (29 réponses).

Toute patiente désireuse d'être accompagnée devrait **favoriser la prise de contact avant l'accouchement** avec une SFL (6 réponses).

Il serait important qu'il y ait plus de consultations SP pris en charge à 100% car beaucoup de femmes ne peuvent pas avancer les frais et « *le nombre de visites suffisant est celui que l'on décide avec les familles* ».(5 réponses).

La transmission de la part des maternités est importante et permettrait d'améliorer la fluidité relationnelle avec l'hôpital (3 réponses).

Les IFD et IK ne sont pas pris en charge à 100% et sont donc à la charge de la patiente. **La prise en charge des frais de déplacements est insuffisante**.

Par exemple, « *les gens viennent parfois de loin pour l'accompagnement global. S'ils souhaitent poursuivre cet accompagnement global en SDC, les frais kilométriques sont à leur charge* ». En effet, l'Assurance Maladie rembourse les kilomètres de la SFL la plus proche du domicile du couple (6 réponses). « *Les temps de déplacement= non rémunérant* ».

Il existe un **gros manque de flexibilité, *d'adaptabilité aux besoins* de** *chaque patiente* » (4 réponses).

Par ailleurs, 7 SFL étaient satisfaites des conditions actuelles de prises en charge des visites de suivi post-natal.

2.2.5.5. Remarques sur ce mode prise en charge

« *Le rôle de la sage-femme libérale doit être connu et reconnu* », c'est-à-dire qu'il faut apporter une meilleure reconnaissance à leur travail. Peu de femmes connaissent les compétences des SF et donc ne s'adressent pas à elles en cas de problèmes (7 réponses).

Aussi, « *les SF doivent faire partie du système de soins coordonnés* », c'est-à-dire que les patientes vont voir la SFL en première intention et c'est elle qui réoriente selon la classification et les recommandations de l'HAS.

Les SFL « *risquent de manquer de temps si les demandes se généralisent* » (5 réponses).

Par ailleurs, ce mode de prise en charge permet de « *créer de très bon liens avec la patiente ainsi qu'un bon suivi dans le cadre du suivi global de la femme et du couple* ». Le suivi global consiste par un suivi en anté et post natal par une même personne (14 réponses). Enfin, « *c'est un plaisir de retrouver nos patientes au retour de la maternité* » (2 réponses).

3. ANALYSE ET DISCUSSION

Après avoir évoqué les biais et limites rencontrés au cours de notre étude, j'aborderai les thèmes qui m'ont semblés être problématiques ainsi que des propositions visant à améliorer la prise en charge des couples et des nouveau-nés dans le suivi post-natal.

3.1. Analyse de l'étude

Concernant la représentativité de l'étude, le taux de participation de 28,5% des SFL de la région Rhône-Alpes ne permet pas d'extrapoler mes résultats au niveau national. Cependant, la population de l'étude est représentative de la population générale des SFL en France : 17,1% de SFL en Rhône-Alpes et 18 % sur la France (46-39).

Le questionnaire par mail était fait de telle sorte que les SF interrogées ne pouvaient revenir en arrière pour modifier leurs réponses.

Le recueil des réponses aux questions ouvertes est subjectif car toutes les réponses des SFL n'ont pu être retranscrites dans le mémoire et un regroupement par thèmes abordés a été nécessaire. Cependant ce type de questions permet une expression libre de la population.

Le manque de participation pourrait s'expliquer par:
- le manque de temps ou le désintérêt des sages-femmes pour le sujet.
- ne faisant pas de suivi post natal les sages-femmes libérales n'estimaient pas nécessaire de répondre (« activité devenue trop atypique ») et donc ne se sentaient pas concernées.

- le fait que le recueil se fasse par mail : risque de virus, erreur de l'adresse mail du destinataire, sage-femme non joignable pendant la période de l'étude (vacances...).

L'utilisation d'un questionnaire par internet représente un biais de recrutement (aucune garantie que la même personne ne réponde plusieurs fois).De plus, très peu de SFL n'effectuant pas de suivi post-natal ont répondu.

3.2. Profil

En termes de parcours professionnel, la majorité des SFL commencent à exercer à l'hôpital et s'installent en libéral (ou en PMI) après quelques années d'expérience. Cela leur permettant d'acquérir une certaine confiance mais aussi d'acquérir un budget suffisant pour l'installation en libéral. La durée moyenne de carrière est d'au moins 28 ans, avec des changements de type d'exercice et des interruptions temporaires.

Une nouvelle tendance apparaît chez les jeunes sages-femmes avec une installation en libérale plus rapide qu'avant, expliquée en raison du faible dynamisme de l'emploi salarié. L'avenir du mode d'exercice des SF irait vers plus d'exercice mixte ou libéral : en 2030, une sur trois exercerait en libéral (38).

La plupart des SFL ont effectué des formations complémentaires au DE. Le Code de déontologie nous rappelle l'obligation de « *développement professionnel continu* » (47) et donc de l'importance de la réactualisation des connaissances, de l'approfondissement de certaines notions acquises lors de la formation initiale.

3.3. Modalité d'exercice en libéral

Concernant la répartition des SFL sur le territoire, on remarque des disparités importantes entre les départements : l'Isère et le Rhône enregistrent à eux deux plus de la moitié des SF de la région intervenant à titre libéral (54%). En effet, ces deux départements sont les plus peuplés de la région Rhône-Alpes.

Les SFL d'Isère travaillent au sein du réseau SaFIR (Sages-femmes Isère Réseau) qui est un réseau de soins ville-hôpital. Celui-ci consiste à organiser et coordonner les différents partenaires, afin que toutes les femmes puissent bénéficier d'une prise en charge optimale (48). Les conditions de la charte d'appartenance sont une disponibilité sept jours sur sept (avec obligation de remplacement lors des jours fériés, week-ends et vacances) et un délai de réponse rapide aux patientes (dans les deux heures).

En Isère, le réseau de soins en obstétrique intègre des SF de tous modes d'exercice (territorial, libéral, hospitalier, HAD). Il est officialisé depuis 2000 par une convention signée par les SFL de l'Isère, le CHU de Grenoble et le conseil général. Ce réseau offre une prise en charge périnatale dont peuvent bénéficier les femmes enceintes, les accouchées et les nouveau-nés. Un cahier des charges permet au prescripteur d'un suivi à domicile d'identifier la SF qui offre la prise en charge la plus appropriée, en termes de mode d'exercice et de secteur d'activité. Ce type de fonctionnement en réseau pourrait être intéressant à travailler dans les autres régions.

Cependant, plus de 20% des SFL ne travaillent pas en réseau avec une maternité.

La majorité des SFL ont une PMI à proximité de leur lieu d'exercice, ce qui peut permettre un suivi en alterné et décharger les SFL s'il s'agit juste d'une surveillance de poids du nouveau-né par exemple.

3.4. Suivi post-natal

J'avais fait l'hypothèse qu'au vu du faible pourcentage que représente le suivi post-natal (5%), seulement un faible nombre de SFL assurait cette activité. Environ 95% des SFL de l'étude pratiquait les visites du post-partum et le suivi post-natal. Ma première hypothèse est donc infirmée.

3.4.1. Aspect organisationnel

Déplacements :

64% des consultations post-natale se font uniquement chez la patiente. La durée moyenne d'un déplacement aller-retour chez la patiente est de 30min pour des visites dans l'agglomération ou le département du lieu d'exercice.

Pour des raisons de rentabilité, il serait nécessaire de sectoriser les interventions pour ne pas dépasser la dizaine de minutes de déplacement.

De plus, les indemnités kilométriques et les indemnités forfaitaires de déplacements ont été revalorisées en 2012 mais de quelques centimes après 8 ans au même tarif(49).Il pourrait être intéressant de les revoir.

Des consultations longues :

La durée d'une visite à domicile dure généralement minimum 1h (antécédents médicaux de la patiente si nécessaire, examen clinique, sujets abordés nombreux, écoute). Ce temps est nécessaire pour une bonne prise en charge et pour pouvoir aborder médicaux, psychologiques et sociaux du post-partum.

Une grande disponibilité nécessaire :

Les consultations à domicile concernant le suivi post-natal engendrent des difficultés d'organisation pour les SFL.

Plus de la moitié des SFL travaillaient les week-ends. La sage-femme libérale doit assurer ses consultations, et malgré sa mobilité, n'est pas toujours à même de répondre à une sollicitation au domicile des patients, surtout si les problèmes surviennent la nuit ou en week-end.

Ainsi, une permanence des soins est à organiser pour pouvoir assurer ces prises en charge sept jours sur sept. Presque la totalité des sages-femmes reste disponible par téléphone.

Les sorties sont à organiser dès la période anténatal pour favoriser la qualité et la sécurité des soins.

Manque sages-femmes libérales ?

Le suivi post-natal demande une grande disponibilité pour assurer ces visites du jour au lendemain de façon très aléatoire tout en gérant en même temps l'activité du cabinet. La démographie actuelle des sages-femmes ne permet pas d'absorber la totalité des sorties post-natales (36).Un nombre de SFL plus important pourrait pallier à ce problème.

3.4.2. Aspect financier

Revalorisation de la nomenclature

1-   Pour les maternités :

La T2A implique une rémunération à l'acte: plus le nombre d'accouchements réalisés est important, plus les recettes de l'établissement augmentent. Il n'y a donc pas d'intérêt pour la structure de proposer des séjours longs aux patientes, s'ils ne sont pas justifiés médicalement. Dans le cadre de l'hospitalisation post-partum, les soins médicaux sont majoritairement concentrés sur les 48 premières heures, les jours suivants étant davantage réservés, pour le couple, à un accompagnement à la parentalité, à une éducation, avec des frais relatifs plus au fonctionnement hôtelier du service qu'à la dispense de soins médicaux proprement dite. Cet accompagnement n'est pas côté comme un acte dans le système de tarification.

2- Pour les sages-femmes libérales :
Les conditions de prises en charge ne sont pas satisfaisantes.

En effet, **les visites prennent beaucoup de temps**: les femmes ont beaucoup de questions et ont souvent besoin de montrer comment se déroule une tétée. Le suivi des mères sortant à J1 ou J2 sans leur enfant (hospitalisé ou décédé) prend aussi beaucoup de temps et d'écoute. L'anamnèse et les examens cliniques de la mère et l'enfant demandent au minimum 45 minutes sans le déplacement. Dès qu'il y a des problèmes à régler, des questions, des conseils à donner, la durée de consultation passe rapidement à 1h30. Il est nécessaire de connaître la patiente pendant la grossesse pour gagner du temps sur l'anamnèse, anticiper les problèmes avec une bonne préparation et se donner alors la possibilité de faire référence à des thèmes abordés antérieurement.

Lorsque l'on dispose d'un cabinet, les revenus provenant des visites à domicile ne couvrent pas les frais d'exploitation du cabinet, cette **activité n'est pas rentable.** Le seuil de rentabilité est évalué à 60€ de l'heure. La première visite au forfait SF16 n'est donc pas suffisante. Il est envisageable de se «rattraper» sur la durée d'une deuxième visite, mais dans le contexte actuel des sorties, il est assez rare de pouvoir revoir la femme, une deuxième fois avant J6.Au-delà de J6, il est possible de coter une consultation pour la mère et pour l'enfant et un déplacement soit 2C + IFD (ou un SP selon l'interprétation des textes par les CPAM), ce qui permet d'obtenir au mieux 41,81€ ou 39,81€ dans le cas le moins favorable.

Pour les prises en charges postnatales nécessitant du matériel, les revenus aussi sont grevés par l'achat de celui-ci.

La tarification des séances de suivi post-natal, recommandée par la HAS en raison de leur intérêt de santé publique, serait sans doute à revoir : elles ne sont tarifées que 18,55 euros, soit 40% de moins qu'un cours de préparation à l'accouchement individuel. Il conviendrait de la rendre plus attractive, de même que la surveillance à domicile en cas de sortie précoce, pour inciter les SF à s'investir davantage dans le suivi post-natal.

Le nombre moyen de visites post-natales effectuées par patiente durant le post-partum est de deux. Ce chiffre pourrait s'expliquer par le nombre de visites prises en charge par la sécurité sociale. On peut penser que pour certaines patientes le **nombre de visites cotées SP est insuffisant**, mais surtout mal réparti. En effet il y a beaucoup de suivi post-natal au-delà de J7, les appels sont toujours très fréquents tout au long du 1er mois concernant des problèmes chez la mère ou l'enfant. Le forfait de J7 est insuffisant et ne répond pas aux besoins réels des jeunes mamans, d'ailleurs aussi bien primipares que multipares pour qui chaque nouvelle naissance amène des situations et des questionnements différents. Le Collège National des Gynécologues et Obstétriciens Français(CNGOF) rappelle de plus la nécessité d'un accompagnement qui dépasse le 7ème jour (50).
Les consultations prises en charge, cotées SP, devraient donc pouvoir s'étaler au moins sur le 1er mois, si ce n'est même ne pas avoir de limites concernant leur nombre et faire plutôt en fonction du besoin, à l'appréciation de la sage-femme qui s'adapte à la patiente.

Améliorer la juste rémunération du travail des SFL (nécessité de revaloriser la nomenclature des actes sages-femmes) et augmenter le nombre de visites prises en charge serait une piste pour améliorer la prise en charge des couples-nouveau-né et revaloriser cette activité.
Inciter les sages-femmes à se syndiquer pourrait permettre une meilleure reconnaissance financière lors des négociations avec la CCAM. En

effet, ce sont les syndicats professionnels, l'Organisation Nationale des Syndicats Sages-Femmes (ONSSF) et l'Union Nationale et Syndicale des Sages-Femmes (UNSSF) qui négocient les conventions et les honoraires. Les grandes centrales syndicales (Force Ouvrière, Confédération Générale du Travail, Confédération Française des Travailleurs Chrétiens, Confédération Française Démocratique du Travail, Union Syndicale Solidaire) négocient pour les salaires à l'hôpital, les statuts, les conventions collectives dans le secteur privé où les sages-femmes sont malheureusement très peu représentées.

3.4.3. Liens avec les autres professionnels de santé et les structures hospitalières

La première mission des sages-femmes est d'établir le lien entre la maternité et le domicile, une tâche parfois compliquée. Ce lien varie d'abord selon le mode par lequel les patientes sont adressées, par la maternité ou sur appel spontané, et selon que la prise en charge ait été anticipée ou non (51).

Selon la Cour des comptes, « *l'organisation actuelle est loin d'être satisfaisante, notamment en raison du manque d'articulation entre les différentes modalités de prise en charge du post-partum* ». La coordination des interventions des différents acteurs au niveau local parait donc essentielle (52).Il serait important de travailler sur l'amélioration de la communication avec les autres professionnels de santé pour une meilleure prise en charge des patientes : médecins, kiné, infirmières, psychologues et psychiatre, PMI... : la collaboration transversale est indispensable. Le partenariat avec les acteurs de la médecine de ville et hospitalière, ainsi qu'un travail de communication semble primordial sous la coordination du réseau.

Un travail sur une transmission des informations médicales semble incontournable d'autant plus qu'il n'y a pas, comme en Suède par exemple, de dossier patient informatisé. Ce genre de travail a déjà été réalisé avec la

PMI et une fiche de transmission a été créée, pour le département du Rhône (53). Cependant il est parfois difficile de solliciter les services de PMI qui ne peuvent répondre dans l'urgence et qui ne sont pas ouverts le week-end et en dehors des heures de bureau. L'organisation des visites journalières en cabinet se heurte au manque de disponibilité médicale.

L'absence de dossier médical pour les patientes au retour à domicile est une source d'insécurité chez la sage-femme et fait perdre du temps pour reprendre l'historique et risque d'être source d'erreur. Un document de liaison, contenant les données nécessaires au suivi de la mère et de l'enfant, peut assurer la continuité de ce suivi. Il revient à chaque structure de créer ou choisir le document de liaison adapté.

Avoir un réseau suffisant permet de réorienter en cas de problème médical ou psychologique (psychose du post-partum constatée à domicile, violence conjugale...). Par exemple, avoir un médecin référent disponible en cas d'analyses pathologiques ou de difficultés de diagnostic. Une prise en charge coordonnée des patients au sein des équipes de ville permettrait d'améliorer la qualité des soins et la qualité de vie professionnelle (54); en effet la SFL est souvent seule dans les prises de décisions.

De même il est nécessaire de travailler le lien avec les structures hospitalières : les SFL pourraient travailler avec les hôpitaux, cliniques et autres praticiens sur l'amélioration des relèves concernant les patientes ; (commission cadre du réseau AURORE ou ELENA, suggestions pour l'association des URPS qui pourrait proposer ce travail autours de l'accompagnement et améliorer les négociations avec les établissements et les réseaux et surtout l'ARS).

La question des ré-hospitalisations (souvent pour ictère néonatal), entraine généralement la séparation de la mère et de l'enfant. Pour que la mère et l'enfant reviennent ensemble en maternité, l'instauration par exemple de chambre mère-enfant en service de néonatologie, serait une solution satisfaisante tant pour le couple mère/nouveau-né que pour les professionnels de santé.

3.4.4. Prado

Ces sorties organisées constituent un progrès dans l'accompagnement des familles à la sortie de la maternité. Cependant, elles sont aussi un enjeu de négociation : non-respect du libre choix du praticien pour la patiente et détournement de patientèle pour la SFL, absence de concertation avec les SFL intéressées, pas de transmission médicale, ce qui constitue une prise en charge non optimale pour la femme et une mise en jeu de la responsabilité de la SFL. De plus, il n'existe pas d'organisation proposée en cas de ré-hospitalisation, pas de coordination le week-end et ce système peut représenter la disparition de l'indépendance professionnelle.

Les autres patientes ne nécessitant pas nécessairement de l'HAD, mais ne correspondant pas aux critères d'inclusion du PRADO ont aussi besoin d'un suivi par une sage-femme. Les critères d'éligibilité au PRADO concernent essentiellement les femmes les moins vulnérables, les moins à risque. Ces critères d'éligibilité et la période de sortie (J3) enlèvent tout caractère d'urgence aux visites. L'obligation de visite 24h après la sortie n'est pas justifiée dans les critères PRADO. Les soins doivent en priorité s'adresser aux patientes les plus vulnérables, les plus fragiles, les plus à risque d'avoir des difficultés à assumer la charge du nouveau-né et des ainés (55).

Le PRADO est sans doute une opportunité pour certaines SF pour développer leur activité et faire connaitre leurs compétences. Mais il semble que la majorité des SFL limitent la prise en charge des patientes à ce qui leur est possible. Il existe beaucoup d'inquiétude quant à la gestion de ces consultations à domicile pour les intégrer au planning. Il faut en effet que les SFL soient présentes sur le terrain et disponibles.

Les sages-femmes participant au PRADO suivent davantage de patientes inconnues que de patientes connues. Le PRADO est donc un outil pour que des femmes qui n'avaient pas de contact au préalable avec une sage-femme puissent la rencontrer. Cependant, des SFL refusent de prendre des RDV avec des patientes qu'elles ne connaissent pas et réservent leur place pour leurs patientes (contact déjà établi, antécédents médicaux connus...).

Il serait important d'étendre d'une part les critères d'inclusion, et d'autre part le périmètre des départements concernés (Loire, Isère) ; et de travailler en lien avec les systèmes actuels déjà en place, et d'en améliorer la collaboration.

En fonction des maternités, le taux de patientes éligibles est de 50% dont 20% à 33% refusent pour les raisons suivantes : SFL déjà en place, patientes qui n'expriment pas le besoin de ce retour accompagné ou ne souhaitent pas de contrainte supplémentaire (38).

3.4.5. Désengorger les hôpitaux

On peut également penser que le suivi post-natal par les SFL peut décharger les maternités des appels téléphoniques et des consultations inopinées du post-partum à l'hôpital qui alourdissent la charge de travail des sages-femmes hospitalières ; notamment les premières nuits car les patientes savent que la SF viendra le lendemain.

Les petits maux du post-partum font perdre confiance aux mères qui multiplient le recours aux urgences. Entourer les jeunes mères pour qu'elles aient de bons repères est une mission essentielle des SFL.

3.4.6. Formations

La formation sage-femme initiale est insuffisante concernant le travail des SFL et les suites de couches tardives. Les stages en libéral et une formation de gestion de cabinet seraient à développer au niveau de la formation universitaire en maïeutique; la formation actuelle étant quasi-exclusivement hospitalière. Un programme de travail avec les Unités de Formation et de Recherche (UFR) de maïeutique et les SFL commence à se développer afin d'autonomiser dès les études la sage-femme avec autant de stages en cabinet qu'en hôpital. En effet, le nouveau programme Licence-Master-Doctorat (LMD) investit beaucoup plus les SFL dans la formation initiale.

On remarque que les savoirs de base de l'eutocie sont très peu connus par les étudiants et les jeunes SFL qui souvent font le choix de se former en plus de leur DE (préparation à la parentalité, rééducation du périnée, consultation de grossesse physiologique…).

3.4.7. Communication

L'information sur l'existence du suivi post-natal à domicile est donnée à la patiente pour 91,8% des cas par la SFL pendant le suivi de grossesse. Les collègues hospitalières pourraient aussi renseigner peut être plus systématiquement les patientes sur la possibilité d'un suivi post-natal par une SFL.

En effet, beaucoup de patientes ignorent qu'elles peuvent être accompagnées par un professionnel qui les connait et qui saura adapter sa prise en charge et son discours. L'invisibilité des sages-femmes dans le système de soins (exemple avec le Projet régional de santé en Rhône-Alpes 2013-2017) pourrait expliquer pourquoi les SFL sont si peu connues des patientes. Il y a de plus, beaucoup de méconnaissance du post-partum pour les femmes qui n'ont pas fait de préparation à la naissance et trop d'intervenants professionnels différents pendant le séjour à la maternité avec des conseils peu adaptés aux conditions de vies familiales et sociales ainsi qu'à la personnalité et au désir des patients. Une meilleure information des patientes est donc nécessaire concernant la possibilité d'un suivi post-natal à domicile par les SFL, quel que soit le temps de leur séjour à la maternité.

Cette information peut être donnée par les équipes des maternités, la CPAM, le professionnel qui assure le suivi pendant la grossesse, etc. L'Assurance Maladie avait fait une affiche d'information sur la possibilité de suivi post-natal au retour à domicile (Annexe VI).

Le personnel de la maternité peut insister sur les bénéfices d'un suivi précoce à domicile lors de la sortie, en donnant une liste des SFL de la région.

Les informations sur ce mode de suivi pourraient aussi être données en cours de grossesse. Un contact pourrait être systématiquement proposé avec la SFde son secteur pour les patientes suivies dans la structure d'accouchement, pour une meilleure organisation en amont et préparer le retour à la maison dans les meilleurs conditions possibles.

Connaitre les patientes avant l'accouchement est préventif de nombreuses complications. En connaissant la patiente, la SF évalue les besoins : réduction des coûts, visites ciblées, le nombre de visites et la période de suivi sont mieux évalués. La patiente connaissant la SF, l'information circule mieux en cas de décalage de sortie ou en cas de pathologie, le dialogue est déjà instauré.

La CNAM s'est engagée conventionnellement en 2007 à informer les patientes du rôle et de la place des sages-femmes (55).

Une campagne d'information permettrait de valoriser l'activité de suivi post-natal par les SFL auprès des usagers.

J'avais fait l'hypothèse, au début de mon étude, que les SFL qui assurent le suivi post-natal à domicile rencontrent des difficultés. Cette hypothèse est donc confirmée. En effet, il s'avère que les difficultés évoquées sont surtout d'ordre organisationnel, financier, de lien avec les structures hospitalières et d'informations.

3.4.8. Avis des Sages-femmes libérales

Les bénéfices de ce mode de prise en charge concernent tant la prise en charge médicale de la mère et l'enfant, que l'aspect psychologique et organisationnel pour la famille. De plus, le suivi post-natal à domicile répond à une demande des patientes.

La troisième hypothèse concernant l'avis favorable des SFL au développement du suivi post-natal, qu'elles assurent ou non cette activité, est donc globalement confirmée.

3.4.9. Dans les autres pays

Les délais de sortie adoptés à l'étranger sont souvent plus courts qu'en France, allant de 8h en Hollande à 48h aux Etats-Unis. Le suivi du post-partum s'inscrit dans une politique de santé où la grossesse est considérée comme processus physiologique, et où l'accouchement peut avoir sa place à domicile, comme en Hollande ou en Angleterre. Aussi, les moyens humains et matériels sont adaptés à cette politique de santé. En France, la politique centrée sur la médicalisation de la grossesse et le dépistage de sa pathologie potentielle a conduit les femmes à bénéficier d'un suivi de haute technicité. Or l'offre de soins, la politique en périnatalité, la tarification à l'activité favorisent la diminution de la DMS.

Aux Pays-Bas, plus des deux-tiers des sages-femmes sont libérales. Après l'accouchement, les patientes qui n'ont pas eu d'analgésie péridurale rentrent chez elles quelques heures après l'accouchement. La SF rend visite à sa patiente, mais l'originalité du système des Pays-Bas réside dans l'existence d'une profession spécifique avec des professionnels qui assurent les suites de couches à domicile pendant 8 jours plusieurs heures par jour (soins, repas…) (1).

En Suisse, une mère et son nouveau-né peuvent bénéficier des services d'une SF durant les 10 jours suivant l'accouchement, quel que soit son lieu d'accouchement. Cette prestation est prise en charge par la caisse d'assurance maladie suisse ainsi que 3 consultations pour le suivi de l'allaitement maternel par une SF. Le suivi est coordonné par une structure appelée « Fondation des services d'aide et de soins à domicile ». Le suivi comprend les soins par la SF, l'intervention d'une aide-ménagère et éventuellement les soins au nouveau-né par une infirmière après les 10 jours du suivi réalisé par la sage-femme.

Depuis 1983, à Genève, une association de SFL, « Arcade », a mis en place un service d'assistance postnatale (conseils, suivi à domicile, permanence téléphonique, etc.).

La caisse d'assurance maladie rembourse les actes à raison de 2 visites prénatales et de 10 visites postnatales. En cas de pathologie avec prescription médicale, tous les frais sont pris en charge (29).

En Angleterre, le séjour en maternité après l'accouchement varie de 6 heures à 2 jours. 60% des femmes retournent chez elles le jour même de l'accouchement ou le lendemain. Ce séjour peut être prolongé en cas de complication. Un programme de suivi après la sortie prévoit la visite journalière à domicile d'une SF de secteur, pendant les 10 jours suivant la naissance. Le relais est ensuite pris par le médecin généraliste et une infirmière à domicile.

CONCLUSION

Pour une amélioration de la prise en charge couple-enfant, il apparaît nécessaire que les femmes puissent bénéficier d'un suivi à domicile après leur accouchement par la SFL de leur choix si elles le désirent ou si leur état physique ou psychique le nécessite. Cependant, les SFL assurant le suivi post natal sont peu nombreuses et ce par choix personnel.

Les SFL qui assurent le suivi post-natal à domicile rencontrent des difficultés d'ordre organisationnel, financières avec des actes qui doivent être revalorisés (négociations des honoraires) et un nombre de visites prises en charges en fonction des besoins du couple et de l'enfant. De plus, le travail en réseau avec les autres professionnels de santé ainsi que le lien avec les structures hospitalières pourraient être amélioré. Il existe également un manque d'information à destination des patientes et du personnel hospitalier concernant ce type de prise en charge. Afin d'optimiser le suivi post-natal, il serait donc souhaitable de communiquer autour du métier de sage-femme, de modifier la formation de base, de mener diverses actions avec l'Union Régionale des Professionnels de Santé (URPS) sages-femmes et les autres instances (CNSF, syndicats professionnels,...) pour faire entendre la voix des SFL dans les politiques de santé publique.

Qu'elles assurent ou non ce suivi post-natal, les SFL seraient favorables au développement de cette activité. La réorientation de leur rôle vers le suivi post-natal, apparaît nécessaire pour valoriser les compétences de cette profession, au bénéfice de la sécurité des patientes, de l'amélioration des indicateurs de périnatalité et d'une optimisation de l'organisation des prises en charge dans le post partum. De plus, ce mode de prise en charge est de moindre coût pour l'Assurance Maladie et entre dans le cadre d'une politique de prévention ciblée pour lutter contre les complications, encore insuffisamment exploitée et donc à développer.

L'accompagnement global des femmes participe à la prévention du risque obstétrical. Le suivi global par une sage-femme (consultations, préparation à la naissance, suites de couches, rééducation du périnée...) est un idéal de pratique dans le cadre de la physiologie, puisqu'il apporte une continuité des soins chronologique, relationnelle et technique de la sage-femme qui accompagne des couples et/ou des mères dans leur individualité et leur personnalité.

REFERENCES BIBLIOGRAPHIQUES

(1) Le rôle des sages-femmes dans le système de soins. *In*: Cour des comptes. La sécurité sociale. Paris: Cour des comptes [en ligne] 2011. 173-198 [consulté le 07-02-2014]. Disponible à partir de URL: http://www.ccomptes.fr/Publications/Publications/Securite-sociale-2011

(2) République Française. Article L4151-1 du Code de la Santé publique. Les compétences générales des sages-femmes. Modifié par Loi n°2011-814 du 7 juillet 2011 - art. 38. [en ligne][consulté le 07-02-2014]. Disponible à partir de URL:
http://www.legifrance.gouv.fr/affichCodeArticle.do?cidTexte=LEGITEXT00000 6072665&idArticle=LEGIARTI000020892639&dateTexte

(3) OCDE. Durée moyenne de séjour. In: Panorama de la santé 2009 : les indicateurs de l'OCDE [en ligne] 2009: OCDE; 2009. 98-9. [consulté le 07-02-2014]. Disponible à partir de URL: http://www.oecd-ilibrary.org/docserver/download/8109112ec041.pdf?expires=1391691906&id= id&accname=guest&checksum=E2F844BEC8BA57ADCBB7180439828892

(4) Collet M. Satisfaction des usagères des maternités à l'égard du suivi de grossesse et du déroulement de l'accouchement. Etudes et résultats 2008 Sept;(660):1-6.

(5) Knibiehler Y. Accoucher : femmes, sages-femmes et médecins depuis le milieu du XXème siècle. Rennes: Presses de l'EHESP; 2007.

(6) HCSP. Ministère de la solidarité, de la santé et de la protection sociale. Plan de périnatalité 2005-2007.Humanité, proximité, sécurité, qualité.nov 2004.

(7) Ritz M. Etre mère, devenir père, aspect psychologiques. Mémoire Sage-femme, Lyon; 2003.

(8) Weiss S. Impact du retour précoce à domicile en post-partum sur l'activité professionnelle des Sages-femmes libérales. Mémoire Sage-femme, Lyon; 2005.

(9) OMS. Soins à la mère et au nouveau-né dans le post-partum : guide pratique. Genève: OMS [en ligne] 1999 [consulté le 07-02-2014] Disponible à partir de URL : http://whqlibdoc.who.int/hq/1998/WHO_RHT_MSM_98.3_fre.pdf.

(10) HAS. Recommandations pour la pratique clinique : préparation à la naissance et à la parentalité. [en ligne] 2005. 13. [consulté le 7-02-2014] Disponible à partir de URL :http://www.has-sante.fr/portail/upload/docs/application/pdf/preparation_naissance_rap.pdf

(11) Anaes. Service des recommandations professionnelles et service évaluation économique : sortie précoce après accouchement, conditions pour proposer un retour précoce à domicile ; mai 2004.

(12) Molenat F. Périnatalité et prévention en santé mentale. Collaboration médicopsychologique en périnatalité. Rapport DHOS ; 2004.

(13) Battut A. Les sorties précoces post-natales à domicile : un partenariat hospitalo-libéral. MémoireCadre Sage-femme.Dijon; 2007.

(14) Kanotra S, D'Angelo D, Phares TM, et al (2007) Challenges faced by new mothers in the early post-partum period : an analysis of comment data

from the 2000 Pregnancy Risk Assessment Monitoring System (PRAMS) survey. Matern Child Health J 11:549-558.

(15) Schaal JP, Pons JC. Mécanique et techniques obstétricales : suites de couches.3ème éd. 2003 :346-350.

(16) OMS. Département pour une grossesse à moindre risque : interventions recommandées par l'OMS pour améliorer la santé de la mère et du nouveau-né. p3. [cité 20/09/12] Disponible à partir de URL : http://whqlibdoc.who.int/hq/2007/WHO_MPS_07.05_fre.pdf

(17) République Française. Loi no 2002-303 du 4 mars 2002 relative aux droits des malades et à la qualité du système de santé : Participation des usagers au fonctionnement du système de santé.

(18) HCSP. Plan périnatalité 2005-2007 : l'organisation autour de la grossesse et de la naissance. [en ligne] [cité 05/01/14] Disponible à partir de URL :http://www.hcsp.fr/docspdf/adsp/adsp-61/ad613545.pdf

(19) Union nationale des associations familiales. Enquête Périnatalité : regards de femmes sur leur maternité ; 2010 : 65. [cité 05/02/14] Disponible à partir de URL :http://www.unaf.fr/IMG/pdf/ENQUETE_PERINATALITE.pdf

(20) Poret C. Les enjeux de la sortie précoce de maternité, point de vue d'une sage-femme coordinatrice en hospitalisation à domicile. Profession sage-femme 2011 sept;(181).

(21) L'assurance maladie en ligne. Nomenclature générale des actes professionnels, 4 août 2013.77. [cité 3/12/13]. Disponible à partir de URL :http://www.ameli.fr/fileadmin/user_upload/documents/NGAP.pdf

(22) République Française. Décret n°2004-1455 du 23 décembre 2004 relatif à la fixation de la période d'assurance maternité. Texte n°37.

(23) Union Nationale et Syndicale des Sages-femmes. Cotations. [cité 5/09/13] Disponible à partir de URL : http://www.unssf.org/index.php?page=cotations

(24) République Française. Décret du 22 avril 2008. Décision du 5 février 2008 de l'Union nationale des caisses d'assurance maladie relative à la liste des actes et prestations pris en charge par l'assurance maladie ;2008.

(25) Dupont C et coll. Rev. Med. Perinat. Faisabilité et sécurité d'un suivi à domicile après un retour anticipé en post-partum : exemple d'un réseau de sages-femmes libérales et les services de la PMI ; 2009.

(26) République Française. Loi n° 89-899 du 18 décembre 1989 relative à la protection et à la promotion de la santé de la famille et de l'enfance et adaptant la législation sanitaire et sociale aux transferts de compétences en matière d'aide sociale et de santé.Article L146 Modifié par Loi n°89-899 du 18 décembre 1989 - art. 1 JORF 19 décembre 1989.

(27) Haut Comité de la Santé Publique. La sécurité et la qualité de la grossesse et de la naissance : pour un nouveau plan périnatalité. Paris; 1994.

(28) Ordre des sages-femmes. Exercice de la profession : les missions des sages-femmes territoriales. [cité 2/09/13] Disponible à partir de URL : http://www.ordre-sages-femmes.fr/NET/fr/document//2/exercice_de_la_profession/la_profession_et_modes_dexercice/la_sagefemme_de_pmi/index.htm

(29) ANAES. Service des recommandations professionnelles. Service évaluation économique. Recommandations pour la pratique clinique : sorties précoces après accouchement- Conditions pour proposer un retour précoce à domicile; rapport final. mai 2004 :49-145. [cité 5/11/13] Disponible à partir de URL : http://www.has-sante.fr/portail/upload/docs/application/pdf/Sortie_accouchement_rap.pdf

(30) Pollet MP. Les sorties précoces de maternité : bilan après 18 mois de fonctionnement à l'hôpital Édouard-Herriot. Th D Méd, Lyon 1; 1995.

(31) ADMR. La référence du service à la personne. [cité 24/12/13] Disponible à partir de URL: http://www.admr.org/qui-sommes-nous/l-admr-la-reference-du-service-la-personne.html

(32) ANAES. Service des recommandations professionnelles. Service évaluation économique. Recommandations pour la pratique clinique : sorties précoces après accouchement- Conditions pour proposer un retour précoce à domicile, Mai 2004 : 24. [cité 18/10/13] Disponible à partir de URL : http://www.has-sante.fr/portail/upload/docs/application/pdf/Sortie_accouchement_recos%20.pdf

(33) L'Assurance Maladie. Un accompagnement à domicile après l'accouchement. [cité 16/11/12] Disponible à partir de URL : http://www.ameli.fr/assures/droits-et-demarches/par-situation-personnelle/vous-allez-avoir-un-enfant/vous-etes-enceinte-votre-grossesse/un-accompagnement-a-domicile-apres-l-accouchement.php

(34) L'Assurance Maladie. Prado : l'accompagnement des mamans. [cité 16/11/12] Disponible à partir de URL : http://www.ameli.fr/professionnels-de-sante/sages-femmes/votre-caisse-var/en-ce-moment/prado-l-accompagnement-des-mamans_var.php

(35) HAS. Sortie précoce après accouchement : conditions pour proposer un retour précoce à domicile. Recommandations pour la pratique clinique, mai 2004 ; p.137.

(36) Follot-Ekodo V. Sorties précoces de maternité : enjeux actuels. Profession Sage-femme (181) janvier 2012 : 26-28.

(37) Battut A, Guillaume S. groupe d'experts de CNAMTS : lecture critique. Profession sage-femme (181) janvier 2012 :31-32.

(38) Réseau Périnatal Aurore. Commission cadres. Evaluation du Prado et partage d'expérience et présentation du travail de l'équipe de psychopathologie de la clinique Natecia. Compte rendu de la réunion du 27 juin 2013. [cité 01/07/13] Disponible à partir de URL : http://www.aurore-perinat.org/doc/agenda/CR16%20-%20COMMISSION%20CADRES_27.06.13.pdf

(39) DRESS, Ministère du Travail, de l'Emploi et de la Santé. La profession de sages-femmes : constat démographique et projections d'effectifs. (791)Mars 2012. [cité le 04/02/2014] Disponible à partir de URL : http://www.drees.sante.gouv.fr/IMG/pdf/er791.pdf

(40) ARS. Etat des lieux de la profession de sages-femmes en région Rhône-Alpes. Avril 2013.

(41) Andre P. Activité et revenu des sages-femmes libérales du réseau de périnatalité Alpes-Isère : enquête déclarative. Mémoire Sage-femme, Grenoble 1; 2013.

(42) République Française.Code du travail. Article L1225-35. Modifié par LOI n°2012-1404 du 17 décembre 2012 - art. 94.

(43) DRESS, Ministère des affaires sociales, du travail et de la solidarité, Ministère de la santé, de la famille et des personnes handicapées. Les débuts du congé paternité : vécu et représentations. (29) ; avril 2003.

(44) Galactée. Accueil. [cité 5/02/13] Disponible à partir de URL : http://www.galactee.org/index.php

(45) Jumeaux et plus. La fédération, notre action. [cité 7/02/13] Disponible à partir de URL : http://www.jumeaux-et-plus.fr/content/view/1/70/

(46) ONDPS. Compte-rendu de l'audition des Sages-femmes du 7 avril 2010. [cité 03/12/13] Disponible à partir de URL : http://www.sante.gouv.fr/IMG/pdf/Compte-rendu_de_l_audition_des_Sages_femmes.pdf

(47) Article R4127-304 Modifié par le décret n°2012 -881 du 17 juillet 2012 du Code de Déontologie des Sages-femmes. [cité 15/02/14] Disponible à partir de URL : http://www.ordre-sages-femmes.fr/NET/img/upload/2/1431_Codeded%C3%83%C2%A9ontologiedes sages-femmes-versionau19juillet2012.pdf

(48)Réseau Périnatal Alpes Isère. Le réseau. [cité 5/09/13] Disponible à partir de URL : http://www.rpai-perinat.org/

(49) République Française. Arrêté du 12 mars 2012 portant approbation de l'avenant n° 1 à la convention nationale des sages-femmes libérales. [en ligne] 2012 ; [cité 24/02/14] Disponible à partir de URL :http://www.legifrance.gouv.fr/affichTexte.do?cidTexte=JORFTEXT0000 25495910

(50) PuechF.Rev. Med. Perinat. Le PRADO, un programme pave de bonnes intentions... ;2012.

(51) Richard-Guerrougj N. Suites de couches à domicile : disponibilité, écoute et vigilance. Profession sage-femme (153).36-38.

(52) HAS. Sortie de maternité après accouchement : conditions optimales pour proposer un retour à domicile. 2012.

(53) Leroux A. La sortie précoce en maternité : le modèle suédois est-il transposable en France? Mémoire Cadre de santé, Lyon 1; 2013.

(54) Cambonie A. La coordination entre professionnels : de la théorie à la pratique.3ème congrès UNSSF de Bordeaux :La Santé pour Tous, Tous pour la Santé ; 12 décembre 2012.

(55) UNSFF. Enquête de satisfaction PRADO. 2012.

ANNEXE I

Satisfaction des patientes en maternité à l'égard des suites de couches et du suivi post-natal

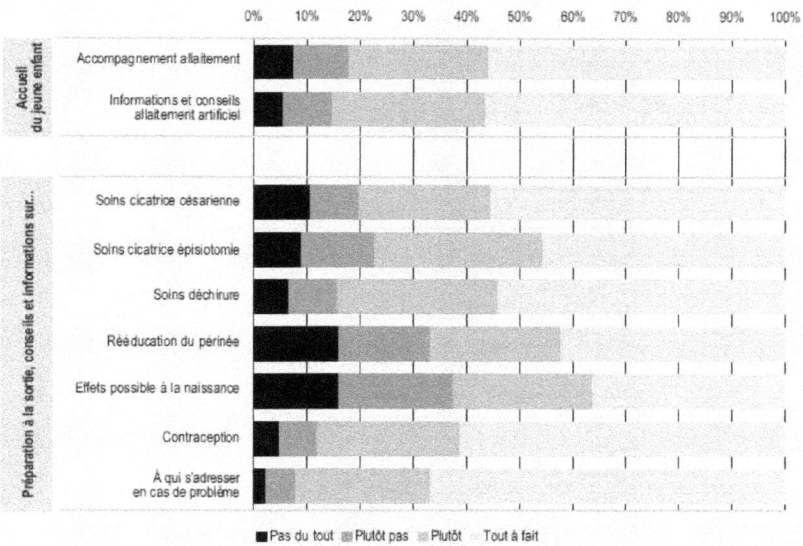

GRAPHIQUE 2

Satisfaction à l'égard des suites de couches et du suivi post-natal

Sources • Enquête sur les usagères des maternités, DREES, 2006.

Tableau des cotations et des rémunérations

01/09/2013

UNSSF Construisons l'avenir ensemble !

Union Nationale et Syndicale des Sages Femmes

ACTES	LETTRE CLE	TARIF	Outre-Mer
CONSULTATION	C	23,00	25,3
VISITE	V	23,00	25,3

	LETTRE CLE	TARIF	Outre-Mer
indemnité forfaitaire de déplacement	IF	4,00	4,4
indemnité kilométrique plaine	IK	0,45	0,59
montagne	IK	0,73	0,8
à pied ou à ski	IK	3,95	4,35
indemnité de nuit de 20h à 0h et de 6h à 8h		35,00	
de 0h à 6h		40,00	
indemnité dimanche et jours fériés, **en cas d'urgence** dès samedi 12h		21,00	

ACTES en SF	SF	2,80	
PNP 1ère séance entretien individuel	SF 15	42,00	
7 séances suivantes individuelles	SF 12	33,60	
7 séances suivantes ≤ 3 femmes	SF 11,6	32,48	
7 séances > 3 femmes (max = 6)	SF 6	16,80	

sur prescription à domicile

	LETTRE CLE	TARIF
surveillance grossesse sans monitoring	SF 9	25,20
grossesse unique avec monitoring à partir de 24 sem	SF 15	42,00
grossesse multiple avec monitoring à partir de 24 sem	SF 22	61,60

sur prescription au cabinet

	LETTRE CLE	TARIF
grossesse unique avec monitoring à partir de 24 sem	SF12	33,60
grossesse multiple avec monitoring à partir de 24 sem	SF 19	53,20

au cabinet sans prescription (avec max de 2)

	LETTRE CLE	TARIF
monitoring dernier mois +/- amnioscopie	SF12	33,60
monitoring gémellaire dernier mois +/- amnioscopie	SF 19	53,20

ACCOUCHEMENT simple	SF 112	313,60
accouchement gémellaire	SF 136	380,80
surveillance accouchement avec monito. +/- ph (≥2h)	SF 40	112,00
prélèvements pour mesure du pH foetal au cours de l'accouchement	SF 20	56,00
surveillance d'un enfant dont l'état nécessite un placement en incubateur ou des soins de courte durée, par vingt-quatre heures	SF 9	25,20

forfait journalier de SURVEILLANCE MERE-ENFANT à domicile du jour de sortie de la maternité à J7

	LETTRE CLE	TARIF
un enfant, les 2 premiers forfaits	SF 16	44,80
un enfant, les forfaits suivants	SF 12	33,60
deux enfants et plus, les 2 premiers forfaits	SF 21	58,80
deux enfants et plus, les forfaits suivants	SF 17	47,60

séances post-natales (2 séances du 8e jour qui suit l'accouchement à la cs post-natale)	SP	18,55
rééducation périnéo-sphinctérienne	SF 7	19,60

ANNEXE III

Suivi à domicile de la femme et de son nouveau-né après accouchement par voie basse par la sage-femme dans le cadre de l'activité libérale
après avis de la HAS

Le programme d'**accompagnement du retour à domicile** est destiné aux femmes qui le souhaitent, dès que l'hospitalisation en maternité n'est plus nécessaire. Il s'appuie sur la prise en charge à domicile de la mère et de son enfant par la sage-femme libérale.
Il ne concerne pas le « retour précoce à domicile après accouchement » pour lequel des recommandations ont été publiées par l'ANAES en 2004.

Les visites dans le cadre de ce programme s'appuient sur les missions de la sage-femme **relatives au suivi mère-enfant dans les suites d'accouchement**, c'est-à-dire :
- la réalisation d'un diagnostic,
- la décision de l'indication d'une stratégie de prise en charge,
- l'accompagnement du couple mère-enfant et assurer la continuité de la prise en charge.

Contenu des visites

Concernant la mère	Concernant le nouveau-né
Évaluation clinique - état général ; - état obstétrical ; - recherche d'une infection du post partum dont infection urinaire, endométrite, mastite ; - recherche de complications thromboemboliques et hémorragiques ; - état psychologique dont le baby blues et la dépression du post partum.	**Évaluation clinique** - état général, surveillance du poids ; - recherche des signes de déshydratation, de vomissements, efficacité de la succion ; - ictère ; - signes infectieux néonataux (ex hyperthermie, infection urinaire, infection pulmonaire, infection du cordon...).

Évaluation de la relation mère-enfant

« Les premiers jours de vie sont un moment privilégié pour apprécier au mieux la qualité du lien qui s'établit entre la mère et son enfant. Ce lien est un facteur essentiel du développement psychique de l'enfant. Son évaluation régulière à domicile est essentielle ».

Il est indispensable de tenir compte des éléments prédisposant à une altération des liens du couple mère-enfant, notamment de se livrer à une évaluation psychologique et à une appréciation de la qualité des interactions entre la mère et le nouveau-né.

Évaluation de la nécessité du soutien à un allaitement maternel

En étant à l'écoute de la mère, en délivrant une information efficace sur l'allaitement, en prévenant les complications, la sage-femme vérifie le bon démarrage de l'allaitement.
- La mère qui allaite doit être à même de reconnaître les manifestations d'éveil du nouveau-né afin de donner le sein aussitôt et de vérifier la réalité du transfert du lait.
- Les problèmes liés à l'allaitement : perte de poids supérieur à 10% du poids de naissance avec une déshydratation sévère du nouveau-né, apparition d'une forme grave d'un ictère, de vomissements, succion déficiente retardant la montée de lait font l'objet d'une vigilance permanente de la sage-femme.

Périodicité des visites

Les visites se déroulent dans le respect du libre choix de la femme.
La première visite a lieu le lendemain de la sortie de maternité. La deuxième visite intervient à 24 heures ou 48 heures après la première, à l'appréciation de la sage-femme qui assure le suivi.
Si lors de ces 2 visites consécutives aucune anomalie n'est repérée ni chez la mère ni chez le nouveau-né, les visites de la sage-femme sont arrêtées.

www.has-sante.fr
ANAES. Sortie précoce après accouchement. Conditions pour proposer un retour précoce à domicile. Recommandations de bonne pratique. Mai 2004

ACCOMPAGNEMENT DU RETOUR À DOMICILE APRÈS UNE HOSPITALISATION POST PARTUM

Décembre 2010

Suivi à domicile de la femme et de son nouveau-né après accouchement par voie basse
par la sage-femme dans le cadre de l'activité libérale
après avis de la HAS

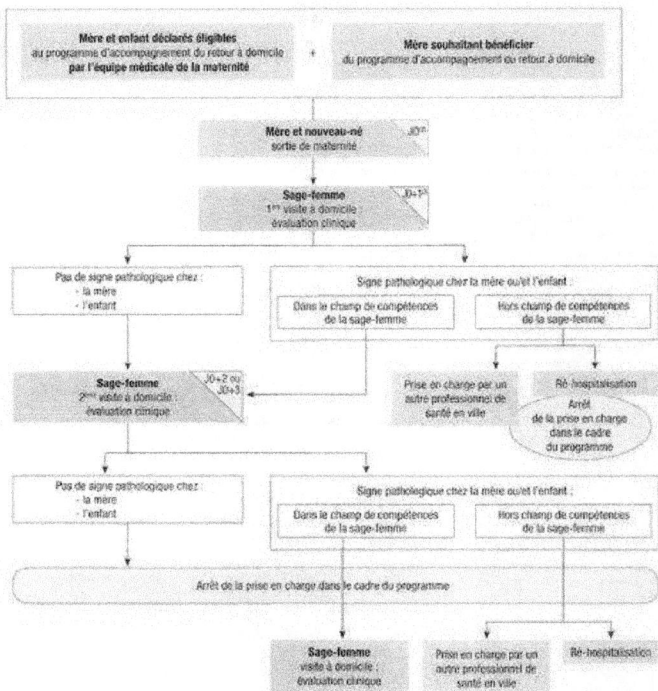

Mère et enfant déclarés éligibles
au programme d'accompagnement du retour à domicile
par l'équipe médicale de la maternité

+

Mère souhaitant bénéficier
du programme d'accompagnement du retour à domicile

Mère et nouveau-né J0*
sortie de maternité

Sage-femme J0+1*
1re visite à domicile :
évaluation clinique

Pas de signe pathologique chez :
- la mère
- l'enfant

Signe pathologique chez la mère ou/et l'enfant :

Dans le champ de compétences de la sage-femme

Hors champ de compétences de la sage-femme

Sage-femme J0+2 ou J0+3
2e visite à domicile :
évaluation clinique

Prise en charge par un autre professionnel de santé en ville

Ré-hospitalisation
Arrêt de la prise en charge dans le cadre du programme

Pas de signe pathologique chez :
- la mère
- l'enfant

Signe pathologique chez la mère ou/et l'enfant :

Dans le champ de compétences de la sage-femme

Hors champ de compétences de la sage-femme

Arrêt de la prise en charge dans le cadre du programme

Sage-femme
visite à domicile :
évaluation clinique

Prise en charge par un autre professionnel de santé en ville

Ré-hospitalisation

1 ameli-sante.fr
2 J0 = jour de sortie de la maternité
3 J0+1 = lendemain de la sortie de la maternité

Sources : Collectif Associatif et Syndical des Sages-femmes et Conseil National de l'Ordre des Sages-femmes, référentiel métier et compétences des sages-femmes.
Assurer un suivi mère-enfant dans les suites de couches jusqu'à la visite post-natale, octobre 2007.
Paul Vert et Michel Arthuis. Rapport de l'Académie Nationale de Médecine - La première semaine de vie, mai 2005.
ANAES. Sortie précoce après accouchement. Conditions pour proposer un retour précoce à domicile. Recommandations de bonne pratique, mai 2004.
Société Canadienne de Pédiatrie et Société des obstétriciens et gynécologues du Canada. La facilitation du congé à domicile après une naissance normale à terme, février 2009.

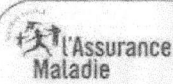

l'Assurance Maladie

l'Assurance Maladie

1er feuillet
Exemplaire à conserver
dans le dossier médical

Programme d'accompagnement à domicile

Formulaire d'éligibilité de la patiente

Attention : Toute réponse négative à un seul des critères entraîne l'impossibilité de bénéficier du programme d'accompagnement à domicile, l'équipe médicale peut revoir l'éligibilité de la patiente tout au long du séjour.

Nom de l'établissement : ....

Identité de la patiente

Nom de famille ....

Prénom .... Numéro de chambre.......................................

Date d'accouchement ..../............../20...............

La mère

Âgée d'au moins 18 ans	Oui	❏	Non	❏
Absence de handicap psychique	Oui	❏	Non	❏
Absence de co-morbidité	Oui	❏	Non	❏
Absence de comolication	Oui	❏	Non	❏

L'accouchement

Accouchement par voie basse	Oui	❏	Non	❏

Le nouveau-né

Naissance d'un seul enfant (pas de naissance multiple)	Oui	❏	Non	❏
Né à terme (37 à 42 semaines) dont le poids correspond à l'âge gestationnel	Oui	❏	Non	❏
Nouveau-né n'ayant pas besoin d'être maintenu sous observation en milieu hospitalier	Oui	❏	Non	❏
Aucun problème d'alimentation apparent (au moins deux repas réussis)	Oui	❏	Non	❏

Conclusion

Patiente éligible	Oui	❏	Non	❏

Si oui, date de sortie pressentie ..../............../...............

Nom, prénom et fonction du professionnel ayant rempli ce document

....

....

Date ..../......../20...........

Signature

L'Assurance Maladie - 3e novembre 2017

2e feuillet
Exemplaire à remettre
au conseiller de
l'Assurance Maladie

l'Assurance Maladie

Programme d'accompagnement à domicile

Formulaire d'éligibilité de la patiente

Attention : Toute réponse négative à un seul des critères entraîne l'impossibilité de bénéficier du programme d'accompagnement à domicile. L'équipe médicale peut revoir l'éligibilité de la patiente tout au long du séjour.

Nom de l'établissement : ....

Identité de la patiente

Nom de famille ....

Prénom .... Numéro de chambre ....

Date d'accouchement ..../.............../20..............

Coller ici l'étiquette de la patiente

Conclusion

Patiente éligible	Oui	☐	Non	☐

Si oui, date de sortie pressentie : ..../.............../...............

Nom, prénom et fonction du professionnel ayant rempli ce document   Date : ..../.............../20...............

....   Signature

....

Partie réservée au conseiller de l'Assurance Maladie :

Patiente éligible médicalement	Oui	☐	Non	☐
Patiente de la circonscription de la caisse	Oui	☐	Non	☐
Patiente du RG hors circonscription de la caisse	Oui	☐	Non	☐
Patiente d'un autre régime	Oui	☐	Non	☐

ANNEXE IV

Questionnaire

<u>Profil</u>

1- Vous êtes :

☐ Une femme

☐ Un homme

2- L'année du votre diplôme d'Etat de Sage-femme :

3- Avez-vous effectué une formation continue complémentaire au DE/SF ?

☐ Oui

☐ Non

Si oui la/lesquelles ?

4- Depuis quand travaillez-vous en libérale ?

5- Quel parcours avez-vous fait avant de vous installer libéral ?

<u>Modalités d'exercice libérale :</u>

6- Vous exercez :

☐ En ville

☐ En campagne

7- Dans quel département ?

☐ Rhône

☐ Loire

☐ Ain

☐ Isère

☐ Drome

☐ Savoie

☐ Haute-Savoie

☐ Ardèche

8- La maternité la plus proche de votre lieu de travail est à :

   ☐ Moins de 10 km

   ☐ Entre 10 et 20 km

   ☐ Entre 20 et 30 km

   ☐ A plus de 30 km

9- La PMI la plus proche de votre lieu de travail est à :

   ☐ Moins de 10 km

   ☐ Entre 10 et 20 km

   ☐ Entre 20 et 30 km

   ☐ A plus de 30 km

10-   Travaillez-vous

☐ Seule ?

☐ en association de SF ?

☐ dans une maison de santé

☐ autre :

11-   Travaillez-vous en réseau avec un hôpital ou une clinique ?

   ☐ Oui

   ☐ Non

Si oui avez-vous signé une charte avec une maternité ? (par exemple en cas de sortie précoce ?)

☐ Oui

☐ Non

12-   Quelles sont vos différentes activités professionnelles (plusieurs réponses possibles) :

   ☐ suivi grossesse (consultations)

- □ entretien précoce
- □ suivi de grossesses pathologiques avec +/- monitorage
- □ échographie
- □ préparation à la parentalité et à la naissance
- □ consultation tabacologique
- □ consultation de sexologie
- □ suivi gynécologique
- □ accouchement en plateau technique
- □ accouchement à domicile
- □ retour à domicile
- □ rééducation périnéale
- □ visites du post-partum (2 visites remboursée)
- □ suivi post natal
- □ autres :

13- Concernant votre organisation, vous (plusieurs réponses possibles) :

- □ Etes disponible au téléphone 24h/24h?
- □ Travaillez les week-ends ?
- □ Prévoyez-vous dans la planification de votre journée de travail des créneaux horaires libres pour d'éventuels consultations « à caractère urgent, non prévisibles » ?

Si vous n'effectuez pas de suivi post natal

14- Quelles en sont les raisons ? (plusieurs réponses possibles)

- □ pas ou trop peu de demandes
- □ difficultés d'organisation

☐ temps de déplacements trop importants

☐ domaine moins attirant

☐ actes dévalorisés au niveau des cotations

☐ autres raisons :

Commentaires (précisions sur les temps de déplacements, quelles difficultés d'organisations…) :

Si vous effectuez du suivi post natal :

15- Comment la patiente a-t-elle eu des informations sur votre activité :

☐ Patiente que vous connaissez pour le suivi de grossesse et proposition pour le suivi post natal

☐ Site internet professionnel personnel

☐ Site internet de l'ordre des SF

☐ Pages jaunes

☐ Maternité

☐ Cartes de visite, « publicité » dans les cabinets médicaux…..

☐ Contact par le PRADO ?

☐ Autres :

16- Quelles sont les modalités de prise de contact (plusieurs réponses possibles):

☐ c'est vous qui l'assurez (joignable durant votre journée ou répondeur)

☐ secrétaire

☐ autre :

17- Par qui est donnée l'information d'accompagnement à domicile par une sage-femme à la patiente (plusieurs réponses possibles) ?

☐ l'hôpital ou la clinique

☐ vous-même

☐ autres :

18- Vous effectuez vos consultations de suivi post-natal (plusieurs réponses possibles) :

☐ À domicile

☐ Au cabinet

☐ Autre :

19- Quel pourcentage de votre activité représente les consultations de suivi post-natal ?

20- Si vous effectuez vos consultations de suivi post-natal à domicile, dans quel périmètre vous déplacez-vous ? :

☐ Ville, agglomération

☐ Département

☐ Autre :

21- Quel est le temps moyen de déplacement aller/retour pour une consultation à domicile ?

☐ 15 min

☐ 30 min

☐ 45 min

☐ 1h ou plus

22- Quelle est en moyenne la durée moyenne d'une visite dans le post-partum ?

☐ 20min

☐ 30min

☐ 45min

☐ 1h ou plus

23- Les patientes que vous suivez en post-natal ont elles une fiche de liaison provenant de l'hôpital ou la clinique contenant les informations sur leurs antécédents, leurs suivi de grossesse, le déroulement de leur accouchement et de leur séjour en suites de couches à la maternité ?

☐ Oui

☐ non

24- Que faites-vous lors de l'examen clinique (plusieurs réponses possibles) ?

☐ examen des conjonctives

☐ examen des seins

☐ palpation utérus

☐ inspection des lochies

☐ examen du périnée

☐ sphère uro-génitale

☐ examen des jambes

☐ clinique générale du nouveau-né

☐ pesée du nouveau-né

25 - Quels sujets abordez-vous au cours de ces visites (plusieurs réponses possibles) ?

- ☐ conseil de puériculture
- ☐ allaitement
- ☐ organisation de la maison
- ☐ contraception et sexualité
- ☐ rééducation du périnée
- ☐ psychologie
- ☐ rythme du nouveau-né
- ☐ autres :

26- Combien de visites, en moyenne, effectuez-vous par patiente ?

27- Prévoyez-vous d'emblée un minimum de consultations pour une patiente ?
- ☐ Oui
- ☐ Non

28- Si oui combien (plusieurs réponses possibles)?
- ☐ 1 ?
- ☐ 2 ?
- ☐ Et puis adaptation en fonction mère et son nouveau-né ?

29- Quelles sont les complications les plus fréquemment rencontrées ?

-chez la mère :

-chez le nouveau-né :

30-   Quelles sont réorientations en cas de besoin (plusieurs réponses possibles)?

☐ maternité qui l'a accueilli pour son accouchement

☐ PMI

☐ pédiatre et/ou médecin généraliste

☐ urgences

31-   Après la dernière consultation la patiente peut-elle vous contacter par téléphone ?

☐ Oui

☐ Non

32-   Ces visites du post-partum engendrent-elles un coût supplémentaire par rapport aux autres activités de sage-femme libérale ?

☐ Oui

☐ non

Si oui, ce coût est-il dû en partie au besoin de matériel spécifique (plusieurs réponses possibles) ?

☐ tire-lait

☐ bilirubinomètre transcutané

☐ pèse-bébé

☐ autres :

Commentaires :

Votre avis sur le suivi au retour à domicile:

-quels sont selon vous les bénéfices d'une surveillance à domicile ?

-les inconvénients ? les difficultés rencontrées pour vous?

-le nombre de visites prises en charge est-il selon vous suffisant ?

-les conditions actuelles de prise en charge des visites de suivi post natal vous semblent-elles satisfaisantes ? Si non que pourriez-vous proposer pour améliorer pour le suivi des femmes au retour à domicile ?

- Remarques sur ce mode de prise en charge :

ANNEXE V

Formations complémentaires au diplôme d'Etat de SF

Les chiffres entre parenthèses représentent le nombre de SFL ayant mentionné cette réponse :

Préparation à l'accouchement (69) selon la répartition suivante :

- Eutonie (18)
- Préparation à la naissance (13 dont 2 méthodeBonapace)
- PPO yoga (10)
- Formation De Gasquet (8)
- Préparation en piscine (7)
- Haptonomie (6)
- Chant prénatal et familial (2)
- GSP gymnastique sensorielle périnatale (1)
- Bassin et mouvements (1)
- Massage femme enceinte (1)
- Tuina obstétricale (1)
- Nesting (1)

Médecines complémentaires (65)selon la répartition suivante :

- DIU acuponcture (18)
- Homéopathie (18)
- Sophrologie (16)
- Ostéopathie kinésiologie (4)
- Médecine chinoise traditionnelle (2)
- Formation fleurs de Bach, ou élixirs floraux (2)

- Hypnose (1)
- Phytothérapie (1)
- Réflexologie plantaire (1)
- Shiatsu (1)
- Relaxation (1)

Rééducation périnéale (49) (CMP : Connaissances et Maitrise du Périnée ; concept abdo/mg…)

Gynécologie et sexualité (35) selon la répartition suivante :
- Contraception (17)
- Gynécologie (10)
- DU sexualité humaine (6)
- DU reproduction (1)
- IVG (1)

Suites de couches, allaitement (27) selon la répartition suivante :
- Allaitement (14)
- Massage bébé (4)
- Suites de couches (3)
- Consultante en lactation IBCLC (3)
- Examen clinique du nouveau-né (2)
- Consultations post-natales (1)

Les sages-femmes faisant le suivi post-natal ne font pas forcément ces formations.

Suivi de grossesse (26) selon la répartition suivante :

- Formation suivi de grossesse, consultations prénatales (14)
- Entretien prénatal (6)
- DU de prise en charge des grossesses pathologiques (3)
- Alimentation ou micronutrition (3)

DIU échographie fœtale (7)

Psychologie et relations familiales (7) selon la répartition suivante :
- Conseillère conjugale et familial (3)
- « réseau santé et famille » (1)
- Approche systémique de la famille (1)
- Annonce du handicap à la naissance (1)
- DIU de psychopérinatalité (1)

DU tabacologie (3)

Autres (7) :
- Analyse du RCF (1)
- Réanimation néonatale (1)
- Certificat médecine tropicale (1)
- Master management des soins et des équipes (1)
- DE infirmier (1)
- Pharmacologie (1)
- DU santé publique (1)

ANNEXE VI

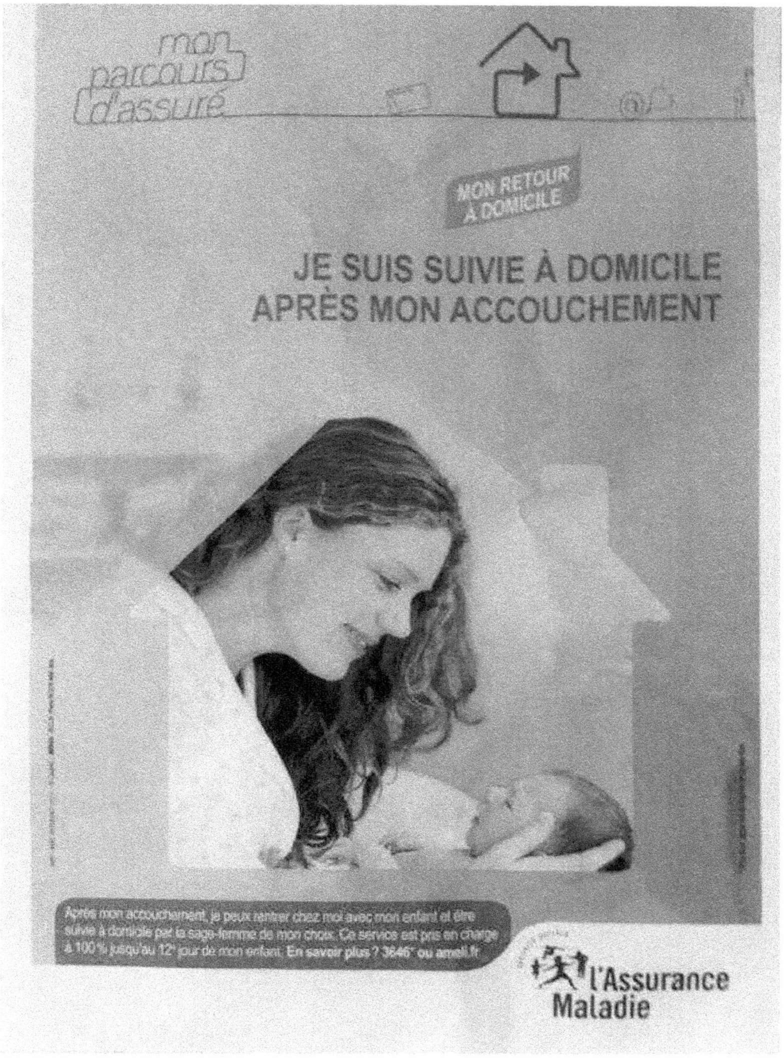
mon parcours d'assuré
MON RETOUR À DOMICILE
JE SUIS SUIVIE À DOMICILE APRÈS MON ACCOUCHEMENT
Après mon accouchement, je peux rentrer chez moi avec mon enfant et être suivie à domicile par la sage-femme de mon choix. Ce service est pris en charge à 100 % jusqu'au 12e jour de mon enfant. En savoir plus ? 3646* ou ameli.fr
l'Assurance Maladie

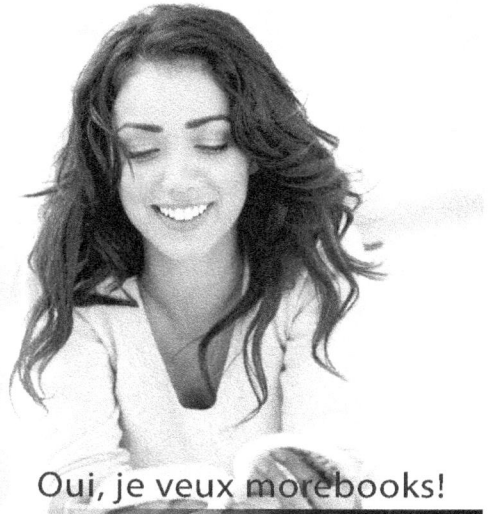

www.ingramcontent.com/pod-product-compliance
Lightning Source LLC
Chambersburg PA
CBHW021604210326
41599CB00010B/598